Hermann Cohn

Die Sehleistungen von 50 000 Breslauer Schulkindern

Nebst Anleitung zu ähnlichen Untersuchungen für Ärtze und Lehrer

Hermann Cohn

Die Sehleistungen von 50 000 Breslauer Schulkindern
Nebst Anleitung zu ähnlichen Untersuchungen für Ärtze und Lehrer

ISBN/EAN: 9783741168499

Hergestellt in Europa, USA, Kanada, Australien, Japan

Cover: Foto ©Lupo / pixelio.de

Manufactured and distributed by brebook publishing software
(www.brebook.com)

Hermann Cohn

Die Sehleistungen von 50 000 Breslauer Schulkindern

Die Sehleistungen

von

50000 Breslauer Schulkindern.

Nebst Anleitung zu ähnlichen Untersuchungen
für Aerzte und Lehrer.

Motto:

Das Wesen aller Dinge
ist die Zahl.

Pythagoras.

Von

Hermann Cohn.

BRESLAU.
Schlesische Buchdruckerei, Kunst- und Verlags-Anstalt v. S. Schottlaender.
1899.

Seinem verehrten Collegen,

dem um die Lichtmessungen in Schulen

hochverdienten

Herrn Dr. Leonhard Weber,

ord. Prof. der Physik an der Universität zu Kiel,

in treuer Freundschaft

der Verfasser.

Vorwort.

Seit 33 Jahren beschäftige ich mich mit Arbeiten über die Sehschärfe.

Die vorliegenden Untersuchungen sind bereits Mitte Sept. d. J. abgeschlossen worden. Die Veröffentlichung kann aber erst jetzt geschehen, da allein die rechnerische Durcharbeitung von 52 159 Beobachtungen nach Schulen, Klassen, Lebensjahren, Geschlecht, Beleuchtung u. s. w. in ihren mannigfachen Beziehungen fast 3 Monate beanspruchte.

Hunderte von Special-Tabellen, welche nur die einzelnen Schulen interessiren und denselben von mir besonders zugesendet wurden, waren nothwendig, um die allgemeinen Resultate in knappster Tabellenform in der vorliegenden Schrift zu veranschaulichen. Zusammenstellungen, die hier 3 Zeilen einnehmen, haben oft eine Woche Vorarbeit gekostet.

Um den Umfang der Schrift an Zahlenmaterial möglichst zu beschränken, sind an einigen Stellen nicht die absoluten Zahlen beigegeben, sondern nur die Procenttabellen veröffentlicht; doch stehen jene den Special-Forschern stets bei mir zur Verfügung.

Für die wichtigen Winke, welche ich in statistischer Beziehung von meinem verehrten Freunde, Herrn Dr. Neefe, dem Director des Statistischen

Amtes der Stadt Breslau, empfing, spreche ich demselben herzlichen Dank aus, ebenso meinen Assistenten Herrn Dr. Magen und Herrn Dr. Schlesinger für die monatelange rechnerische Unterstützung.

Den grössten Dank aber schulde ich den 766 Lehrern und Lehrerinnen Breslaus, welche freiwillig die Untersuchungen nach meinen Angaben ausführten und mir nach 4 wöchentlicher Arbeit ein Material zustellten, wie es in solcher Fülle und betreffs so neuer und wichtiger Fragen keine Stadt der Erde bisher auch nur annähernd besitzt.

Die Resultate gelten mithin nicht für einzelne Schulen, sondern für die gesammte Jugend Breslaus.

Durch die folgende Schrift ist also der Beweis erbracht, dass nur durch das wissenschaftliche Interesse der intelligenten Lehrerschaft derartige Forschungen aufs Dankenswertheste gefördert werden können.

Als ich vor 33 Jahren meine erste Schrift „über die Augen von 10 000 Breslauer Schulkindern" veröffentlichte, sprach ich am Schlusse der Vorrede den Wunsch aus, „dass bald auch anderwärts ähnliche, das leibliche Wohl unserer Jugend bezweckende Untersuchungen vorgenommen werden möchten".

Dieser Wunsch ging überreich in Erfüllung.

Was die folgenden neuen Prüfungen betrifft, so ist es auch wohl zweifellos, dass sie vielfach anderwärts werden wiederholt werden. Ich weiss, dass man sich schon jetzt in mehreren Städten damit beschäftigt. Aus diesem Grunde habe ich die Schrift populärwissenschaftlich geschrieben, damit nicht allein die Aerzte, sondern auch die Lehrer sich für derartige Arbeiten interessiren.

Da ja nun endlich bald überall Schulärzte, deren Nothwendigkeit ich seit 3 Jahrzehnten in Wort und Schrift betont habe, werden eingeführt werden, so können die vorliegenden Fragen nirgend mehr von der Tagesordnung verschwinden.

Gewiss ist noch Vieles auch bei den neuen Untersuchungen unvollkommen; ich habe die vorhandenen Lücken offen anerkannt und Winke für spätere Verbesserungen eingefügt.

Die folgende Schrift soll nur den Anstoss zu neuen, vollkommeneren Forschungen geben.

Und so bitte ich denn meine Leser um etwas Nachsicht. Dass sie sich bei der Lectüre trotz der Tabellen ihre eignen Augen nicht verderben werden, verdanken sie dem Verständniss des Herrn Verlegers, der den augenmörderischen Petitdruck nicht zuliess, sondern den Text und die Noten in Typen von 1,6 mm Höhe des „n" und mit dem splendiden Durchschuss von 4 mm drucken liess.

Breslau, den 27. December 1898.

Der Verfasser.

Cap. I.

Einleitung.

Frühere Untersuchungen.

Im Jahre 1865 und 1866 untersuchte ich die Augen von 10 060 Breslauer Schulkindern und legte damals das Hauptgewicht auf die Feststellung der Verbreitung der Kurzsichtigkeit in den verschiedenen Anstalten*).

Ich konnte vor 33 Jahren, zu einer Zeit, wo noch nie ein Arzt in einer Schule Prüfungen angestellt hatte, den sicheren Nachweis für 3 Sätze führen, die später von andren Forschern bei mehr als 200 000 Kindern bestätigt wurden. Ich zeigte, dass

1) die Zahl der Kurzsichtigen von den niederen zu den höheren Schulen stetig zunimmt, in den Dorfschulen $1{\cdot}4\%$, in den städtischen Volksschulen

---

*) Siehe H. Cohn, Untersuchungen der Augen von 10 060 Schulkindern, nebst Vorschlägen zur Verbesserung der den Augen nachtheiligen Schuleinrichtungen. Eine ätiologische Studie. Leipzig 1867.

6·7%, in den Töchterschulen 7·7%, in den Mittelschulen 10·3%, in den Realschulen 19·7% und in
den Gymnasien 26·2% beträgt;

2) dass die Zahl der Kurzsichtigen von Klasse
zu Klasse stetig steigt, in Dorfschulen 1·4, 1·5, 2·6%,
in Volksschulen 2·9, 4·1, 9·8%; in Töchterschulen
1·4, 7, 11, 15·3%; in Realschulen von Sexta bis
Prima 9, 17, 19, 25, 26, 44%; in Gymnasien; 12, 18,
23, 31, 41, 56% Kurzsichtige.

3) dass auch der Durchschnittsgrad der Kurzsichtigkeit von den niederen zu den höheren Schulen
und von Klasse zu Klasse stetig steigt. Er betrug
von Dorfschule bis Gymnasium 1·7, 1·8, 1·9 und 2·0.
Er betrug von Sexta bis Prima der Gymnasien
1·8, 1·9, 1·9, 2·0, 2·2, 2·3, d. h.: Die Kurzsichtigen
brauchten von den unteren nach den oberen Schulen
und Klassen immer stärkere Fernbrillen.

Jedes Kind musste damals eine besonders für
diese Prüfung gedruckte Tafel, welche dem Fenster
gegenüber gestellt war, auf vier Fuss lesen. Man
nahm zu jener Zeit nach den Arbeiten von Snellen
allgemein an, dass Buchstaben von der für jene
Tafel gewählten Grösse vom gesunden Auge nur bis
4 Fuss gelesen werden können.

Wer die Schrift nicht auf vier Fuss las, wurde
als Abnormsehender notirt und nun von mir genau
wegen Kurzsichtigkeit, Uebersichtigkeit und Augenkrankheiten geprüft.

Die Voruntersuchungen wurden sämmtlich in den
Schulzimmern, allerdings nur 4 Fuss vom Fenster entfernt bei 6059 Schülern von mir selbst, bei 4001 Kindern
von den Lehrern nach meiner Anweisung vorgenommen.

Es fanden sich damals 1730 Schüler $= 17\,^0/_0$,
welche die Tafel nicht bis 4 Fuss lasen; von diesen
zeigten sich 1004 als kurzsichtig, 239 als übersichtig,
die übrigen als augenkrank.

Dass man die Tafel auch weiter lesen könne
als 4 Fuss, ahnte damals Niemand.

Fünf Jahr später, im Jahre 1871 untersuchte ich
die Schulkinder in Schreiberhau (im Riesengebirge)
und beobachtete zu meinem Erstaunen, dass dieselben
solche Buchstaben, von welchen man bis dahin
glaubte, dass das normale Auge sie nur bis 6 m
lesen könne, viel weiter lasen, ja so weit, dass das
Schulzimmer nicht mehr ausreichte, und dass ich die
Prüfung im Freien vornehmen musste, um die wahre
Grenze der Entfernung zu finden.

Um vom Errathen der Buchstaben ganz unab-
hängig zu sein, wählte ich schon damals[1] die haken-
förmigen Figuren ⊏ ⊐ ⊔ ⊓, welche Snellen für
Analphabeten vorgeschlagen hatte, und bei welchen
der Schüler mit gesundem Auge noch in 6 m angeben musste, ob die Figur nach oben, unten, rechts
oder links offen sei.

---

[1] H. Cohn, Die Augen von 240 atropinisirten Dorf-
schulkindern. Gräfes Archiv, 1871. Bd. 17. Abth. 2 S. 505.

In Schreiberhau zeigte sich nun, dass von 244 Augen nur 7 die Haken auf 6 m, 38 dagegen bis 9 m, 85 bis 12 m, 104 Augen bis 15 m und 10 Augen bis 18 m sahen.

Als ich auf dem augenärztlichen Congress zu Heidelberg 1871 meine Befunde vortrug, war man über die hohen Sehschärfen sehr erstaunt; *Donders* betonte damals, dass man den Winkel, unter dem die Oeffnung des Hakens erscheint, werde verkleinern, die Form des Hakens werde compliciren müssen, und so erhielten sie später von *Snellen* die jetzige Form 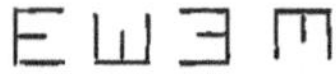. — —

Oberstabsarzt Dr. *Burchardt**) war ebenfalls so erstaunt über die grossen Sehschärfen, die ich in Schreiberhau gefunden, dass er im Jahre 1873 in Kassel 237 Artilleristen in ähnlicher Weise wie ich prüfte. Auch er fand zu seiner Freude, dass 281 Augen fast doppelt so weit, 73 doppelt so weit und 16 mehr als doppelt so weit sahen. Er bemerkte sogleich, dass es bei der Bedienung der Geschütze darauf ankomme, Soldaten, die recht scharf sehen (Richtnummern) zu bekommen; da dadurch die *Trefffähigkeit der Geschütze* wesentlich erhöht werde, müsse eine allgemeine *Classification der Augen bei der Aushebung* ebenso stattfinden, wie eine Eintheilung nach der Körperlänge. Leute mit so

---

*) Deutsche militärärztl. Zeitschr. 1873, Heft 11.

ausgezeichneter Sehschärfe dürften nicht dem Train, den Pionieren, dem Eisenbahnbataillon oder dem Krankendienste, sondern nur der Artillerie und Infanterie überwiesen werden.

Im Jahre 1874 prüfte ich 100 Greise in Schreiberhau[1]), die im Alter zwischen 60 und 84 Jahren standen, mit den verbesserten Snellenschen Haken unter freiem Himmel; 70 sahen $1\frac{1}{2}$ mal, 17 doppelt und 1 über doppelt so weit, als man nach Snellen hätte erwarten müssen.

Im Jahre 1879 untersuchte Reich[2]) aus Tiflis im Lager von Achalkalaki eine aus Georgiern zusammengesetzte Infanterie-Compagnie, meist ausgezeichnete Schützen, unter freiem Himmel mit dem Snellenschen Haken. 83 % sahen weiter als normal, 32 % derselben sogar doppelt so weit.

Herzenstein[3]) fand 1881 Aehnliches bei der Prüfung von 27672 Soldaten des Charkowschen Militärbezirks mittels Tafeln, welche Prof. Junge herausgegeben, die den Snellenschen ähnlich sein

---

[1]) H. Cohn, „Die Augen der Greise," im Tagebl. der Naturforscher-Versammlung zu Breslau 1874, S. 105; ferner im Jahresber. d. schles. Gesellsch. 1875. Neuerdings ausführlicher veröffentlicht in Graefes Archiv 1894. Bd. 40, Abth. 1, S. 326 unter dem Titel „Ueber die Abnahme der Sehschärfe im Alter".

[2]) Centralbl. f. Augenheilk. 1879, S. 301.

[3]) Centralbl. f. Augenhk. 1881, S. 3.

sollen, die ich aber nicht kenne. $77^0/_0$ sahen weiter
als normal, 65% sahen bis $1^1/_2$, $10^0/_0$ bis doppelt
und $1^0/_0$ bis $2^1/_2$ mal so weit. —

Im Jahre 1896 untersuchte ich in Helgoland[1])
100 Eingeborene, meist Schiffer und Fischer, unter
freiem Himmel mit der 5. Auflage meiner Hakentafel
(siehe Cap. III). 56 hatten bis doppelte, 30 bis dreifache Sehleistung. Nur ein einziger Helgoländer von
19 Jahren hatte eine halbe Sehleistung und dieser
war — der Gemeindeschreiber!

Auch fand ich damals unter 100 auf Helgoland
stationirten Mannschaften der Kaiserl. Marine und
der Torpedoboote 46 mit 1—2facher, 42 mit 2—3-
facher Sehleistung. —

In Cairo prüfte ich in diesem Februar 100 ägyptische Soldaten im grossen Kasernenhofe der rad
baraks mit meiner Tafel (6. Auflage). 40 Soldaten
hatten bis $1^1/_2$, 35 bis 2fache, 7 bis 3fache Sehleistung, 1 sogar 5fache.

Im März 1898 untersuchte ich mit derselben
Tafel gemeinsam mit Dr. Eloui-Bey, dem Schularzt von Cairo, die Schüler der Khedivialschule[2]) im

---

[1]) H. Cohn, Die Schleistungen der Helgoländer
und der auf Helgoland stationirten Mannschaften der
Kaiserlichen Marine. Deutsche med. Wochenschr. 1896.
No. 43.

[2]) H. Cohn. Die Sehleistungen der Aegypter. Berl.
klin. Wochenschr. 1898. No. 20.

Freien und fand übernormale Leistungen in 59%;
ein Schüler, Achmed Helmi, 16 Jahr alt, erkannte die
Haken statt bis 6 m sogar bei 8'maliger Prüfung
sicher bis 48 m, die höchste Leistung, die ich je gesehen, und für die kein Analogon in der Litteratur
existirt.

Auch in der Ecole d'Abbas in Cairo fand ich
unter 22 ägyptischen Mädchen 7 mit $1\frac{1}{2}$ bis 2facher,
5 mit doppelter und 3 mit $2\frac{1}{2}$facher Sehschärfe; ein
Mädchen, Asmah, las sogar bis 38 m statt bis 6 m.
(Vgl. unten Capitel VIII).

Seit 100 Jahren lagen in der Litteratur über die
geradezu fabelhafte Sehschärfe der wilden Völkerschaften Berichte von den hervorragendsten Reisenden vor. A. v. Humboldt[1]), Pallas[2]), Bergmann[3]), Basimer[4]), Stanley[5]) u. A. hatten ge-

---

[1]) Kosmos, Bd. 3, S. 69.

[2]) Sammlung historischer Nachrichten über die mon-
golischen Völkerschaften. Petersburg 1776. Th. 1. S. 101.

[3]) Nomadische Streifereien unter den Kalmücken
im Jahre 1802. Theil 2. S. 343. Riga 1804.

[4]) Naturwissenschaftliche Reise durch die Kirgisen-
steppen nach China. Baers u. Helmersens Beiträge zur
Kenntniss des russischen Reiches und der angrenzenden
Länder Asiens. Petersburg 1848. Bd. 15. S. 45.

[5]) Durch den dunklen Erdtheil. Deutsch von
Böttger. Leipzig 1878. Bd. 1. S. 448.

meldet, dass die Indianer, die Kalmücken, die Kirgisen, die Waganda mit blossem Auge entfernte Menschen und Thiere eher sahen, bevor sie die Forscher mit ihren Fernröhren auffanden.

Allein directe Sehprüfungen wurden früher bei Wilden nicht angestellt.

Erst die Anwesenheit der Nubier in Breslau im Jahre 1879 ermöglichte eine solche. Ich prüfte[1]) dieselben im zoologischen Garten mit Snellens Punktproben im Freien. Punkte von bestimmter Grösse, die das Europäer-Auge nur bis 16 m zählte, wurden bis 26, 30, selbst 39 m gezählt. Interessant war, dass das einzige Mitglied der Karawane, das Kurzsichtigkeit (wenn auch nur schwache) zeigte, der Priester war, der arabisch lesen konnte; allein mit der richtigen Brille hatte er immer noch eine doppelte Sehschärfe.

Später haben andere Forscher bei Nubiern, Indianern, Lappländern, Kalmücken, Singhalesen, Hindus u. A. in anderen zoologischen Gärten ebenfalls Prüfungen mit Punkten und Haken vorgenommen, und sie haben auch doppelte und grössere Sehleistungen festgestellt. Wir werden unten in Capitel VIII die Resultate, welche Seggel[2]),

---

[1]) H. Cohn. Sehschärfe und Farbensinn der Nubier. Centralbl. f. Augenheilk. 1879. Juli.

[2]) Arch. f. Anthropologie 1883, Bd. 14, S. 3 und Correspondenzblatt d. deutschen Gesellsch. für Anthropologie 1894. Jahrgang 25, S. 51.

Kotelmann[1]), Ranke[2]) veröffentlichten, und die von mir bei den Helgoländern[3]) 1896, bei den Beduinen und Bischarin[4]) in Oberägypten und bei den Dahomeh-Negern 1898 gefundenen Sehleistungen vergleichen mit den jetzt bei den Breslauer Schulkindern beobachteten.

Cap. II.
Vergebliche Bemühungen um officielle Förderung der Untersuchungen.

Alle die genannten eignen und fremden Beobachtungen machten in mir schon längst den Wunsch rege, die Frage der wahren Sehleistung nicht durch vereinzelte kleine versuchsweise im Zimmer gemachte Prüfungen, sondern durch eine unanfechtbar grosse Zahl unter freiem Himmel vorgenommener Untersuchungen, (bei der der Zufall fast ausgeschlossen) zum Abschluss zu bringen und durch umfassende, planmässig nach derselben Methode durchgeführte Massenuntersuchungen die wirkliche mittlere Sehschärfe wenigstens für Deutschland zu finden.

Eine Förderung fand ich freilich bei den

---

1) Zeitschr. für Ethnologie 1884. S. 17 und Berl. Klin. Wochenschr. 1879. No. 47.

2) Correspondenzbl. f. Anthropol. 1897. S. 113.

3) Deutsche med. Wochenschr. 1896. No. 43.

4) H. Cohn. Berl. Klin. Woch. 1898. No. 20.

hohen Behörden, an die ich mich wendete, **leider nicht.**

Bald nach Abschluss meiner Helgoländer Untersuchungen im November 1896 ersuchte ich S. Exc. Hrn. Unterrichtsminister Dr. Bosse, alle Schulkinder Preussens mit meiner kleinen Tafel (siehe nächstes Capitel) von den Lehrern prüfen zu lassen.

Ich setzte Sr. Excellenz auseinander, dass mit Hilfe meiner neuen Hakentafel jeder Lehrer im Stande sei, die Sehleistung eines Schülers in einer Minute zu bestimmen, dass die Prüfung während der Turnstunden auf dem Turnplatze gemacht werden könne, dass also der Schulunterricht keine Störung erleide, dass ferner die Prüfung schmerzlos und gefahrlos und doch für Lehrer und Schüler selbst interessant sei, und endlich, dass die ganze Untersuchung nichts kosten würde. Auch wies ich auf die ethnographische Bedeutung einer solchen Enquête hin.

Der Herr Minister antwortete mir am 15. April 1897: „Aus den Vorlagen habe ich Anlass genommen, die wissenschaftliche Deputation für das Medicinalwesen, sowie die betheiligten Schulabtheilungen meines Ministeriums zur Sache zu hören. Hiernach stehen zur Zeit der Anregung, sämmtliche preussische Schulkinder auf ihre Sehleistung prüfen zu lassen, noch so erhebliche Hindernisse entgegen, dass ich einstweilen von einem weiteren Vorgehen in diesem Sinne noch Abstand nehmen muss. Immerhin wird die Angelegenheit im Auge behalten werden.“

Auch an Se. Excellenz den Kriegsminister Herrn
v. Gossler richtete ich am 5. November 1896 unter
Anführung der oben dargelegten Gründe und mit
besonderem Hinweise auf die Wichtigkeit der Unter-
suchung betreffs der Treffsicherheit der Soldaten das
Ersuchen, auf den Schiessplätzen, Kasernenhöfen oder
Exercierplätzen alle preussischen, wenn möglich
alle deutschen Soldaten prüfen zu lassen. Jeder
Unterofficier könne ja mit Leichtigkeit in einer
Minute die Bestimmung machen.

Hierauf ertheilte mir am 24. December 1896 der
Herr Kriegsminister den Bescheid, „dass dienst-
liche Erwägungen zu seinem Bedauern es zur Zeit
unthunlich erscheinen lassen, dem Gesuche auf
Prüfung der Sehschärfe aller preussischen, wenn
möglich deutschen Soldaten nach der angegebenen
Methode zu entsprechen".

Nachdem ich später das Täfelchen in der fünften
Auflage noch mehr vereinfacht, ersuchte ich den
Herrn Kriegsminister im October 1897 abermals, mit
der nunmehr noch einfacher und zuverlässiger gewordenen Methode die Soldaten prüfen zu lassen.

Am 5. November 1897 erwiderte mir Se. Excellenz,
dass die dienstlichen Erwägungen, welche zu der
in seinem Schreiben vom 24. December v. J. dargelegten Entschliessung führten, auch jetzt noch fort-
bestehen, und dass er daher zu seinem Bedauern
auch jetzt nicht in der Lage sei, dem Vorschlage
näher zu treten.

Wie ich privatim erfuhr, haben aber in der letzten Zeit einige preussische Commandeure aus eigenem Antriebe die vorgeschlagenen Untersuchungen bei ihren Regimentern vornehmen lassen; die Resultate sind mir jedoch nicht bekannt. Der Dienst wurde also dort nicht durch die Enquête gestört.

In Bayern veranlasste der Generalarzt Dr. Seggel[1]) im Jahre 1897 die Prüfung von 930 Artilleristen in München und durch Herrn Stabsarzt Dr. Seitz[2]) in Neu-Ulm die Prüfung von 468 Artilleristen mit meinen Täfelchen unter freiem Himmel. Ersterer fand bei 131 Soldaten mehr als doppelte, Letzterer bei 292 Soldaten zwischen 2 und 3fache, bei 90 zwischen 3 und 4fache, bei 4 sogar über 4fache Sehleistnng. (Einzelheiten wird man unten in Tab. XVI finden). — —

Da die grosse Untersuchung, die ich für ganz Preussen plante, durch die Herren Minister abgelehnt war, versuchte ich, dieselbe wenigstens für alle Breslauer Schulkinder in die Wege zu leiten.

Daher richtete ich am 26. April 1898 an die Schuldeputation zu Breslau folgende Eingabe:

„Mit Hülfe beifolgender kleinen Tafel ist jeder Lehrer im Stande, jeden Schüler in einer Minute betreffs seiner Sehleistung zu prüfen.

---

[1]) Münchener medic. Woch. 1896. No. 37 u. 38.
[2]) Ebendaselbst.

Die Prüfung kann auf dem Turnplatze vorgenommen werden, stört also den Unterricht in keiner
Weise. Es dürfte wohl für Schüler und Lehrer gleich
vortheilhaft sein, die Sehschärfe kennen zu lernen. Aber
auch im wissenschaftlichen und ethnographischen Interesse läge es, die durchschnittliche Sehleistung der
Breslauer Schulkinder zu kennen.

Vor 33 Jahren habe ich hier die Augen von
10060 Schulkindern untersucht, und ich darf wohl ohne
Anmassung behaupten, dass diese Arbeit den Ausgangs-
punkt für viele segensreiche Bestrebungen betreffs der
Verbesserung der schulhygienischen Verhältnisse des
Inlandes und des Auslandes geworden.

Freilich konnte ich damals nicht wissen, dass die
wahre Sehleistung nur unter freiem Himmel gefunden
werden könne; ich fand sie zu gering, da ich in den
Schulzimmern prüfte.

Ich erlaube mir daher, die geehrte Deputation zu
ersuchen, den Herren Lehrern, welche sich mit mir für
die wahre Sehleistung ihrer Schüler interessiren, zu gestatten, in einer Turnstunde die leichte Bestimmung
vorzunehmen.

Falls die geehrte Deputation die geplante Enquête
gestattet, die weder Zeit noch Mühe kostet, den
Unterricht in keiner Weise stört, auch keine
Kosten verursacht, würde ich die Lehrer und Lehrerinnen zu einem Vortrage über die Aufgabe einladen,
ihnen die höchst einfache Untersuchungsweise lehren,
ihnen Schemata für die Aufzeichnungen der Befunde

übergeben und der geehrten Deputation später das Gesammtresultat durchgearbeitet überreichen.

Indem ich hoffe, dass die geplante grosse Untersuchung an sämmtlichen 50000 Schulkindern gestattet werden wird, zeichne ich mit besonderer Hochachtung

Ganz ergebenst   H. C.

Auf dieses Gesuch erhielt ich am 13. Juli 1898 folgende Antwort der städtischen Schuldeputation:

„Ihrem Antrage, sämmtliche Schüler der hiesigen städtischen Anstalten durch die städtischen Lehrer und Lehrerinnen gemäss der selbigen Ihrerseits zu ertheilenden Belehrung während der Turnstunden unter freiem Himmel bezüglich der Sehleistung prüfen zu lassen, vermögen wir zu unserem Bedauern in der angegebenen Art nicht stattzugeben, weil nicht sämmtliche Schüler an dem Turnunterricht theilnehmen, dies vielmehr z. B. in den Volksschulen nur bezüglich der Klassen 1 bis 3 der Fall ist und es den Lehrern resp. Lehrerinnen überlassen bleiben muss, ob sie sich in der von Ihnen beabsichtigten Weise unterrichten lassen und der Untersuchung der Kinder unterziehen wollen.

Für die höheren Schulen wäre überdies das Einverständniss der betreffenden Dirigenten erforderlich.

Die Bereitwilligkeit der Dirigenten und die Mitwirkung der Lehrer vorausgesetzt, sind wir jedoch gern bereit, die etwa unsererseits erforderliche Genehmigung zur Untersuchung der Kinder ausserhalb der geordneten Schulstunden zu ertheilen.

Ew. Hochw. stellen wir daher anheim, das Weitere hiernach zu veranlassen, bezw. zu beantragen.

Bender. Götz.

Da somit eine officielle Anordnung seitens der städtischen Schuldeputation abgelehnt und mir die weitere Verfolgung des Planes privatim anheimgegeben war, so musste ich darauf bedacht sein, die Breslauer Lehrerschaft für die Aufgabe zu gewinnen. Aber selbst wenn dieselbe sich zur Mithilfe bereit erklärte, so konnten die Untersuchungen doch nur vollständig vorgenommen werden, wenn den Lehrern gestattet würde, während der Turnstunden zu prüfen.

Ich richtete daher am 6. August 1898 folgendes Gesuch an den Vorsitzenden der Schuldeputation, Herrn Syndicus Götz:

Für die gef. Antwort auf meine erg. Eingabe vom 26. April spreche ich höflichen Dank aus. Ich werde versuchen, die Lehrer und Lehrerinnen sowie die Dirigenten der Schulen für die Mitarbeit an der Frage der Sehleistungen der Breslauer Schulkinder zu interessiren.

Zu diesem Zwecke möchte ich die Breslauer Lehrer einladen, einen kleinen Vortrag über den Zweck und die Methode der Untersuchung anzuhören und an einigen Schülern die Prüfung der Sehleistung praktisch mit mir einzuüben. Diese Demonstration muss unter freiem Himmel geschehen.

Ich erlaube mir daher die sehr ergebene Bitte, mir die Turnhalle am Lessingplatz am Sonntag, 14. August,

Mittag 12 Uhr für eine Stunde zu dem gedachten Zwecke freundlichst überlassen zu wollen.

Da die geehrte Deputation sich gefälligst bereit erklärt hat, „die erforderliche Genehmigung zur Untersuchung ausserhalb der geordneten Schulstunden zu ertheilen," so ersuche ich höflichst, mir zu erlauben, dass ich denjenigen Lehrern, welche meine Arbeit unterstützen wollen, sagen darf: „Die hohe Behörde gestattet die Vornahme der kurzen Untersuchuugen während einer Turnstunde."

Indem ich hoffe, dass die geehrte Deputation mein Gesuch gütigst genehmigen werde, zeichne ich mit grösster Hochachtung erg.   H. C."

Hierauf erhielt ich bereits am 9. August 1898 folgende freundliche Antwort:

„In Folge Ihres Antrages vom 6. d. M. gestatten wir die Benutzung der Turnhalle am Sonntag zur Abhaltung eines Vortrages über den Zweck und die Methode der Untersuchung der Sehleistung von Schulkindern für die hierzu bereiten Lehrer und Lehrerinnen, und haben nichts dagegen einzuwenden, dass diese Untersuchung während der Turnstunden stattfindet.   Goetz."

Es ist dies die einzige, kleine aber sehr wichtige Unterstützung, die mir seitens einer Behörde zu Theil wurde. Denn wie hätte man, selbst bei der bereitwilligsten Hilfe der Lehrerwelt alle Kinder einer

Klasse ausserhalb der geordneten Stunden im
Freien zu der geplanten Prüfung zusammenbringen
können? Ich spreche also für diese Erlaubniss der
städtischen Schuldeputation hiermit meinen be-
sonderen Dank aus.*)

Sicherlich ist ja auch die einmalige Störung
einer Turnstunde für den Turnunterricht nicht von
nennenswerthem Schaden. Ich meine, dass alle
körperlichen Messungen und Wägungen, welche doch
mit der Einführung von Schulärzten sicher alle
halbe Jahre bevorstehen, am besten während der
Turnstunde werden vorgenommen werden. — —

Nun handelte es sich für mich darum, recht viele
Lehrer und Lehrerinnen bei meinem Vortrage zu
vereinigen und sie für die Aufgabe zu interessiren.

Ich versendete daher am 10. August 1898 zunächst an alle Rectoren der 123 Volksschulen
Breslaus folgendes Schreiben:

---

*) Dr. Miedowski in Forst i. L. berichtet soeben
(Aerztl. Vereinsblatt 1898, Nov. II. S. 462), dass er
meine Untersuchungen dort bei den Volksschulen wiederholen wollte, dass aber der Magistrat sein Gesuch ab-
lehnte, da, wie ihm der der Untersuchung wohlwollend
gegenüberstehende Schulinspector mittheilte, „absolut
keine Neigung bei den Mitgliedern der Schuldeputation
bestanden habe, mit den Kindern „experimentiren"
zu lassen."

Hochgeehrter Herr Rector!

Sie würden mich zu grossem Danke verpflichten, wenn Sie die Güte hätten, Ihr Interesse der beifolgenden Einladung zuzuwenden und jedem der Herren Lehrer und Fräulein Lehrerinnen, die an Ihrer Schule thätig sind, ein Exemplar der folgenden Einladung gef. bald zu übergeben.

Hochachtungsvoll ergebenst

H. C.

Ew. Wohlgeboren!

Vor 33 Jahren habe ich hier 10060 Schulkinder auf ihr Sehvermögen geprüft.

Diese Untersuchung wurde der Ausgangspunkt für viele segensreiche Bestrebungen betreffs der Verbesserung der schulhygienischen Verhältnisse des Inlandes und des Auslandes.

Die Untersuchungen wurden damals in den Schulzimmern angestellt; meine neueren Prüfungen in Schreiberhau, Helgoland und Aegypten haben aber ergeben, dass die Sehschärfe unter freiem Himmel sehr viel grösser ist als in den hellsten Schulzimmern.

Es ist nun von hohem wissenschaftlichen, ethnographischen und schulhygienischen Interesse, die durchschnittliche Sehleistung der Schüler unter freiem Himmel kennen zu lernen.

Mittels einer kleinen, von mir angegebenen Tafel, die vor Kurzem in 5. Auflage bei Priebatsch erschienen, ist nun jeder Lehrer selbst im Stande, die Sehleistung jedes Schülers in einer Minute zu prüfen.

Eine solche Prüfung wird am besten auf dem Turnplatze, auf dem Schulhofe oder auf dem Spielplatze vorgenommen. Sie verursacht keine Mühe, stört den
Unterricht nicht und dürfte dem Lehrer selbst interessant sein.

Der geehrte Magistrat, den ich am 24. April d. J.
um die systematische Vornahme einer Untersuchung
aller 50000 Breslauer Schulkinder ersuchte, gab mir
am 12. Juli anheim, mich direct an die Lehrer und
Lehrerinnen zu wenden.

Ich thue dies hiermit und ersuche Ew. Wohlgeboren
höflichst, die wichtige Frage über die durchschnittliche Sehleistung der Breslauer Schulkinder durch Ihre
gütige und mühelose Mitwirkung lösen zu helfen.

Ich erlaube mir daher, Sie, wenn Sie sich für die
kleine Untersuchung interessiren, zu bitten,

Sonntag, den 14. August, Mittag 12 Uhr
auf eine halbe Stunde sich nach der

städtischen Turnhalle am Lessingplatz
bemühen und dort die Methode der Untersuchung an
einigen Schülern praktisch mit mir einüben zu wollen.

Gewiss wird es Ihnen wichtig sein, bei der geplanten Untersuchung sich selbst davon zu überzeugen,
welche von Ihren Schülern ein vortreffliches, ein normales
oder ein zu geringes Sehvermögen besitzen.

Namentlich bin ich überzeugt, dass gerade diejenigen
Herren Lehrer sich an der Enquête gern betheiligen
werden, welche der Ansicht sind, dass Schulärzte
überflüssig seien, dass vielmehr die Lehrer selbst die

nöthigen Beobachtungen machen können; denn gerade
hier ist denselben Gelegenheit geboten, selbst die gewünschten Untersuchungen vorzunehmen.

Der geehrte Magistrat hat sich, wenn die Herren
Dirigenten einverstanden sind, bereit erklärt, die seiner-
seits erforderliche Genehmigung zur Untersuchung der
Kinder während der Turnstunden zu ertheilen.

Ich werde in der Turnhalle am Sonntag, nachdem
ich die höchst einfache Untersuchungsweise gezeigt
habe, mir erlauben, Ihnen Schemata für die Aufzeichnung
der Befunde zu übergeben.

Indem ich Ew. Wohlgeboren bitte, meinen Plan
freundlichst unterstützen zu wollen, zeichne ich

Hochachtungsvoll

H. C.

Diese Einladung hatte einen mich sehr über-
raschenden Erfolg; ich hatte allerdings gehofft, dass ein
Theil der Lehrer erscheinen würde. Allein es kamen
wohl 700 Volksschullehrer, welche dem Vortrage
mit lebhaftestem Interesse folgten, die Demonstrationen vor der Turnhalle bei einer Anzahl mit-
gebrachter Schulkinder ansahen und sich in die Listen
derer einzeichneten, welche Schemata zur eignen
Prüfung zugesendet wünschten.

Ich sah nun mit Freude, dass der grösste Theil
der Volksschüler Breslaus dank dieser äusserst regen
Theilnahme der Lehrerschaft werde untersucht werden.

Ich war aber schon der räumlichen Verhältnisse
wegen genöthigt, denselben Vortrag am nächsten

Sonntage, 21. August, in der mir vom Herrn Turn-
director Krampe gütigst überlassenen grossen Turnhalle noch einmal zu halten vor den Lehrern und
Lehrerinnen der höheren Lehranstalten, welchen
ich am 15. August ebenfalls obige Einladung sendete.
Auch von ihnen erschien eine sehr grosse Anzahl,
namentlich die Lehrer der Naturwissenschaften und
die Turnlehrer.

An die Herren Rectoren der Volksschulen hatte
ich bereits vorher folgendes Schreiben*) gerichtet.

Breslau, den 17. August 1898.
Verehrter Herr Rector!

Hierbei erlaube ich mir, für Ihre Schule Ihnen eine
Ihrer Klassenzahl entsprechende Menge von Formularen
zum Eintragen der Befunde der Sehleistungen ergebenst
zu übersenden.

Sie haben wohl die Gefälligkeit, jedem der Herren
Lehrer oder Fräulein Lehrerinnen ein für 80 Kinder
eingerichtetes verbessertes Formular zu übergeben; die
am vorigen Sonntag vertheilten waren nur für 50 Kinder
berechnet und sind zu vernichten.

Ausserdem lege ich 4 Probetäfelchen bei, welche die
Herren Lehrer ja abwechselnd zur Prüfung benutzen
können.

Ich ersuche daher ergebenst, alle die Herren, welche

---

*) Ich gebe alle die Zuschriften hier wörtlich, da-
mit für ähnliche Untersuchungen in anderen Städten aus
ihnen Nutzen gezogen werden könne.

noch Aufklärung über die Untersuchung wünschen, für nächsten Sonntag, den 21. Aug., Mittag 12 Uhr, nach der Turnhalle am Lessingplatz einzuladen, wo ich den Vortrag und die Demonstrationen wiederholen werde.

Auch bin ich und meine Assistenten zu jeder weiteren Auskunft in Ihrer Anstalt gern bereit. — Sollten noch Formulare oder Probetäfelchen erwünscht sein, so bitte, solche bei mir gefälligst abholen zu lassen.

Indem ich Ihnen und Ihrem geehrten Lehrer-Collegium für das gütige Interesse, das Sie der Untersuchung entgegengebracht haben und noch bringen werden, höflichst danke, zeichne ich

mit grösster Hochachtung

ergebenst H. C.

Da sich nun auch bei den höheren Lehranstalten, selbst bei den privaten und den königlichen, nicht städtischen, ein so lebhaftes Interesse für die Enquête kundgegeben, sendete ich an jede öffentliche und private Schule Formulare nach Zahl ihrer Klassen und 4—8 Probetafeln zur Untersuchung und ersuchte um ausgefüllte Rücksendung bis zum 15. September, also nach drei Wochen.

Cap. III.
Anweisung für die Lehrerschaft über den Gang der Untersuchung.

In den Vorträgen in der Turnhalle am 14. und 21. August dankte ich zunächst den Lehrern für das über Erwarten grosse Interesse, das sie an den Tag

gelegt, und sprach dann einleitend wenige Worte
über den Bau des Auges, den ja die Lehrer oft genug selbst ihren Schülern an Modellen schon erläutert
hätten. Auch konnte ich voraussetzen, dass jedem
Lehrer bekannt ist, dass auf der Netzhaut ein umgekehrtes verkleinertes Bild der gesehenen Objecte
entsteht, ähnlich wie auf der matten Scheibe der
photographischen Camera.

Aber über den Gesichtswinkel, den Knotenpunkt
und die Sehschärfe musste namentlich in Rücksicht
auf die Lehrerinnen einiges populär gesagt werden.

Jede Lupe hat in ihrem Innern einen Punkt,
einen optischen Mittelpunkt, durch welchen alle in
sie eintretenden Lichtstrahlen ungebrochen hindurchgehen. Auch das Auge hat im Innern der Krystalllinse einen solchen Punkt (Fig. 1 k), den man Knoten-

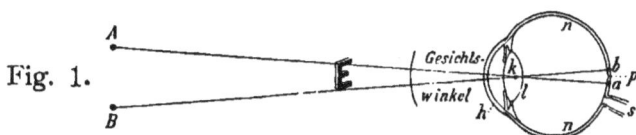

Fig. 1.

punkt nennt. Wenn also von einem leuchtenden
Punkte A Lichtstrahlen in's Auge fallen, so geht
der Lichtstrahl A k ungebrochen weiter zur Netzhaut,
bis zu a; sein Bild muss daher in a liegen. Ebenso
geht der von B durch den Knotenpunkt gezeichnete
Lichtstrahl B k ungebrochen weiter bis zur Netzhaut,
und sein Bild muss in b liegen.

Die beiden Lichtstrahlen, die von den leuchtenden Punkten A und B kommen und den Knotenpunkt k passiren, schliessen nun offenbar einen
Winkel ein, den Winkel AkB, und dieser heisst der
Gesichtswinkel.

Sind die beiden leuchtenden Punkte sehr nahe
am Auge oder sehr weit von einander entfernt, so
ist dieser Winkel natürlich sehr gross (siehe AkB
in Fig. 2); je weiter aber die beiden Leuchtpunkte

Fig. 2.

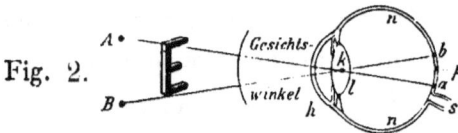

vom Auge entfernt stehen, um so kleiner wird der
Winkel, wie man bei Winkel AkB in Fig. 1 sehen
kann; aber immer noch werden die beiden leuchtenden Punkte als zwei wahrgenommen werden. Wenn
aber der Winkel äusserst klein wird, so werden die
Punkte nicht mehr als zwei, sondern als ein einziger
empfunden werden.

Nun theilt man bekanntlich einen rechten Winkel
in 90 Grade ein, und jeder dieser 90 Winkelgrade
hat wieder 60 Winkelminuten; eine Winkelminute ist
also der 5400. Theil eines rechten Winkels.

Man hat bisher nach theoretischen Berechnungen
und nach Sehprüfungen in Zimmern einen Winkel
von einer Minute als den kleinsten Gesichtswinkel betrachtet, unter welchem noch zwei Punkte
sicher als zwei unterschieden werden; wird der

Winkel noch kleiner, so sollten beide Punkte in einen verschwimmen.

Snellen hat nun schon vor 34 Jahren Buchstaben und Haken so construirt, dass jeder Strich derselben in einer bestimmten, über ihnen notirten Entfernung unter einem Winkel von einer Minute gesehen wird.

Wenn also über einer Reihe von Buchstaben oder Haken steht: No. 6, so heisst das: Das gesunde Auge sieht die Striche dieses Buchstaben unter einem Winkel von einer Minute in 6 m. Eine solche Sehleistung verhält sich zu der normalen wie 6 : 6, ist also $= 1$.

Muss das Auge aber bis 3 m herankommen, um den Buchstaben noch scharf zu sehen, so ist die Sehleistung wie $3 : 6 = \frac{1}{2}$, also kleiner als normal.

Kann jedoch Jemand bis 12 m den Buchstaben lesen, so ist die Sehleistung wie $12 : 6 =$ doppelt so gross als normal.

Die Sehleistung wird mit Sl bezeichnet, also es kann sein $Sl = 1$, kleiner als 1 ($Sl < 1$) oder grösser als 1 ($Sl > 1$). Man bezeichnet Sl durch einen Bruch, dessen Zähler die Zahl von Metern angiebt, bis zu der vom untersuchten Auge gelesen wird, und dessen Nenner die Zahl von Metern angiebt, bis zu der vom normalen Auge noch gelesen werden muss.

Wer also No. 6 bis 1 m liest, hat $Sl = \frac{1}{6}$; wer es bis 9 m liest, hat $Sl = \frac{9}{6}$.

Buchstaben und Worte werden leichter gerathen, als Punkte oder Haken. Auch werden nicht
alle Buchstaben gleich leicht erkannt. Die Lücke im O
wird weiter gesehen, als die Lücke in C und G; B wird
weniger weit erkannt, als L oder T. Daher ist es
besser, die hakenartigen Zeichen, die Snellen vor
drei Jahrzehnten angab, für Sehprüfungen zu be-
nützen, namentlich auch für Kinder, die noch nicht
ordentlich lesen gelernt haben.

Schon oben in Cap. I. ist auseinandergesetzt,
dass ich ursprünglich vor 27 Jahren die einfachen
⊐| Haken, später aber die complicirten ⊓ Haken
benützte.

Allein Snellen hatte nur 8 ⊓ Haken in einer
Reihe vorgezeichnet. Bei Massenuntersuchungen
kommt es aber darauf an, dass die Zuschauenden
die Tafel nicht auswendig lernen und dann bei der
eigenen Prüfung die Zeichen richtig rathen.

Deswegen hatte ich schon 1886 eine kleine
Tafel zur Prüfung der Sehschärfe der Schulkinder,
Soldaten, Seeleute und Bahnbeamten herausgegeben
(Verlag von Priebatsch in Breslau), welche in sechs
Reihen 36 solche Figuren enthält, ähnlich wie in
Fig. 3, wo nur 16 Zeichen in 4 Reihen stehen.
Diese mussten nach den früheren Ansichten vom
gesunden Auge bis 6 m erkannt werden.

Fig. 3.

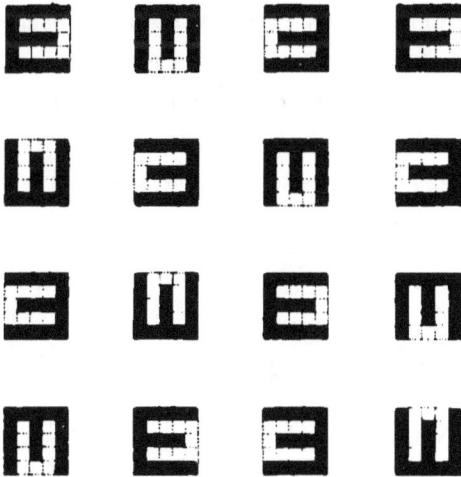

Das Rathen ist hier ganz unmöglich; denn trotz des besten Gedächtnisses kann Niemand sich jene 36 Zeichen von oben nach unten, von rechts nach links, von vorn nach hinten und umgekehrt merken, und die Variationen sind darum so mannigfach, weil man sie durch die Drehung der Tafel noch viermal ändern kann.

Als kleiner Uebelstand machte sich aber bei den Untersuchungen, die ich mit der Tafel (selbst bei der vierten verbesserten Auflage) vornahm, doch geltend, dass die weniger intelligenten Personen, namentlich in Helgoland, oft nicht verstanden, ob sie einen Haken über oder unter oder neben dem Stabe, mit welchem man zeigte, lesen sollten; auch zeigten die Gehilfen zuweilen mit dem Stabe zu dicht unter den Haken oder gar direct darauf, so dass es in der

That schwer wurde, in der Ferne zu unterscheiden, über welchen Haken man Auskunft wünsche; jedenfalls ging dadurch überflüssig Zeit verloren.

Damit nun die Prüfungen noch leichter und schneller möglich würden, hatte ich die Tafel in der 5. Auflage*) verändert. Nur 8 solche Haken sind,

Fig. 4.

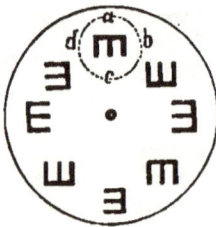

Fig. 5.

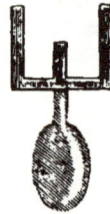

wie in Fig. 4 in einem Kreise auf weissen Karton gedruckt. Ueber dieser kleinen handlichen Scheibe von nur 9 cm Durchmesser befindet sich, um denselben Mittelpunkt drehbar, ein Stück blauen Kartons, welches eine runde Oeffnung (abcd) von 2—5 cm besitzt und immer nur einen der 8 ⊓ Haken sehen lässt. Ein Gehilfe — selbst ein kleines Kind kann dazu gebraucht werden — dreht die obere Scheibe nach jeder Probe beliebig weiter nach rechts oder links, bis ein anderer Haken zum Vorschein kommt. Es kann hier kein Missverständniss dabei entstehen,

*) Vgl. H. Cohn. Verbessertes Täfelchen zur Prüfung der Sehleistung und Sehschärfe. Wolffbergs Wochenschrift für Therapie und Hygiene des Auges. 1897. No. 1.

welcher Haken erkannt werden soll. Auch diese Tafel kann an allen 4 Seiten an Oesen aufgehängt werden; es fehlt also nicht an Variationen.

Ausserdem wurde dem neuen Täfelchen eine kleine, aus Karton ausgeschnittene Gabel (Fig. 5) beigelegt, welche der Geprüfte einfach in der Richtung halten muss, in der ihm der Haken offen erscheint; ich sah eine solche Gabel, aus Eisen angefertigt, vor 10 Jahren bei Professor Gunning in Amsterdam; Professor Pflüger in Bern legte seinen Leseproben eine ähnliche Gabel aus Holz bei. Karton ist billiger und leichter. Diese Gabel ist sehr praktisch, da man nun nicht mehr nöthig hat, kleinen Kindern oder Ungebildeten die Schwierigkeit des Rechts und Links auseinander zu setzen. Sie hat mir bei den Kalmücken, bei den Dahomeh-Negern und in Ober-Aegypten bei den ganz wilden Bischarin in der arabischen Wüste gute Dienste geleistet. Scherzweise nennen wir sie in meiner Klinik die ‚Pecus-Gabel". Dieser Scherzname, den ich in meiner Abhandlung über die Sehleistungen der Aegypter (in der Berliner klinischen Wochenschrift 1898, No. 20) mittheilte, scheint bei den Collegen Anklang gefunden zu haben, da wiederholt die „Pecusgabel" bei der Buchhandlung von auswärts bestellt wurde.

Mit jener Tafel und der Pecusgabel fällt auch der Einwand, dass man die Kinder erst im zweiten Schulhalbjahre auf diese Sehleistung prüfen könne. Denn den Versuch kann das kleinste Kind, welches erst drei Tage in der Schule ist, verstehen. Und dass es von grösster Wichtigkeit ist, grade schon beim Beginn des Lese-Unterrichts zu wissen, ob ein Kind normale Sehleistung hat oder nicht, bedarf wohl kaum der Erörterung. Nur so werden wir feststellen können, ob der Unterricht im ersten Halbjahre die Sehleistung verringert hat oder nicht. —

Um aber die Massenuntersuchungen in Schulen noch mehr zu vereinfachen, ferner um die Tafel für Schuluntersuchungen noch billiger zu machen, habe ich sie in der 7. Auflage[1]), welche für die jetzige Prüfung bestimmt war, folgendermaassen verbessert.

Auf einem weissen quadratischen Karton von 11 cm Seite ist sowohl auf der Vorder- als auf der Rückseite nur ein einziger ⊓ Haken in der Mitte gedruckt, der durch Drehung der Tafel in 4 verschiedene Richtungen gebracht werden kann.

Auf der Vorderseite ist der Haken so gestellt: ⊓, auf der Rückseite so: E. Die Grösse des Hakens ist, wie oben in Fig. 3 entsprechend Snellen No. 6 gewählt, d. h. so, dass in 6 m Entfernung jeder Strich des Hakens unter 1 Minute Gesichtswinkel erscheint. Würde man nun die Vorderseite bei vier Prüfungen nur nach rechts oder links weiter drehen, so könnten sich die zu prüfenden Personen die Reihenfolge leicht merken und dann richtig rathen.

---

[1]) Verlag von Priebatsch in Breslau, Ring 58. Preis 25 Pfg.

Daher mache man den Versuch, um das Gedächtniss ganz auszuschliessen, in folgender Weise:
Man zeigt die Vorderseite, dreht sie beliebig nach
rechts oder links und zeigt dann die Hinterseite
der Tafel; da die Haken auf beiden Seiten nicht
gleich gerichtet sind, so wird die Stellung des Hakens
auf der Hinterseite stets eine andre, nicht aus der
Reihenfolge zu errathende sein.

Trotzdem also nur zwei Haken vorhanden, fehlt
es doch nicht an genügendem Wechsel, wenn man
beide Seiten benutzt, nach rechts oder nach links
dreht, oder erst nach 2 oder 3 Drehungen den
Haken vorzeigt.

Der Prüfling[1]) kommt nun aus 20 m Entfernung
schrittweise so langsam näher an das Täfelchen
heran, bis er mindestens dreimal sicher mit der
Pecusgabel angiebt, nach welcher Richtung der Haken
offen ist.

Damit keine Missverständnisse entstehen, zeige
der Lehrer vor der Prüfung einer Anzahl von
Schülern in nächster Nähe die Tafel und drehe vor
ihnen die Gabel in gleicher Richtung wie die Haken
nach oben, unten, rechts und links.

Dann lasse er in nächster Nähe, in der jedes
Kind die Haken bequem sehen kann, zum Beweise,

---

[1]) Die Schilderung aller Einzelheiten ist nöthig, da
ja nicht Augenärzte, sondern Lehrer und Lehrerinnen
die Voruntersuchung vornehmen sollen.

dass es die Aufgabe verstanden hat, von jedem Kinde die Gabel in gleicher Richtung halten, in der er den Haken vorzeigt.

Dann ist bei den eigentlichen Untersuchungen jede Conversation übrig; auch in der Entfernung hält der Prüfling die Gabel so, wie ihm der Haken erscheint.

Natürlich muss jeder Lehrer streng darauf achten, dass die Mitschüler nicht vorsagen und nicht durch Zeichen dem Prüfling helfen. Daher stellt man am Besten alle Schüler in 20 m von der Tafel auf, in welcher Entfernung ja doch nur sehr wenige etwas von dem Haken erkennen.

Liest aber ein Schüler noch in 20 m, so begnüge man sich damit nicht, sondern lasse ihn noch weiter zurückgehen; denn ich habe Fälle gesehen, wo der Haken bis 27, 30, 36, einmal sogar bis 48 m erkannt wurde. Man notirt die grösste Entfernung, in der der Schüler noch bequem liest.

Ausser dem Täfelchen braucht man ein gut ablesbares 20 m langes Bandmaass[1]), um eine Bahn von 20 m abzumessen, ferner einen Stock, um von Meter zu Meter einen Strich auf den Erdboden zu zeichnen, oder ein Stück Kreide oder Kohle, um

-----

[1]) Ich hatte leider in Aegypten nur ein Bandmaass von 1 1/2 m bei mir und musste mir auf dem Erdboden erst mittels verschieden grosser Steinhäufchen eine 24 m lange Skala zurechtmachen, was bei afrika-

an der Seite der Bahn auf einer dunklen oder hellen Mauer meterweise Striche zu machen.

Am meisten geeignet für die Untersuchungen ist wohl der Turnplatz oder der Spielplatz, weil sie über 20 m lang sind. Die Schulhöfe pflegen oft kleiner zu sein, so dass die Grenzen der Sehleistung nicht bestimmt werden können[1]).

Natürlich darf die Bahn nicht von Bäumen beschattet sein.

Der Schüler darf auch nicht direct von der Sonne beschienen werden; jede Blendung ist durchaus zu vermeiden.

Aber auch die Tafel darf nicht direct im Sonnenscheine gezeigt werden; freilich wird man sie auch nicht dicht an eine dunkel beschattete Mauer bringen.

Gewiss ist die Beleuchtung von grösster Wichtigkeit bei den Sehprüfungen.

Ich wählte daher eben die 4 lichthellen Wochen von Mitte August bis Mitte September.

Ich bat, die Prüfungen zwischen 9 Uhr Morgens und 5 Uhr Nachmittags vorzunehmen, ersuchte aber,

---

nischer Sonne in der Wüste (33° R.), während unzählige Fliegen das Gesicht umschwirrten, recht mühsam, zeitraubend und wirklich nur „im Schweisse des Angesichts" möglich war.

[1]) Da dies in hiesigen Privatschulen häufig der Fall, führten die Leiterinnen derselben die Schülerinnen zur Prüfung auf Turnplätze oder Spielplätze,

zugleich zu notiren, ob heller Sonnenschein, bedeckter Himmel oder Wechsel von Sonne und
Wolken während der Untersuchung beobachtet
wurde.

Ich ersuchte ferner, wenn möglich innerhalb
4 Wochen die sonnenhellen Tage zu wählen; dies
geschah auch in 60% der Fälle. (Vgl. Cap. V.)

Für exacte Messungen wäre es sicher erwünscht,
wenn jedes Auge allein auf seine Sehleistung
untersucht würde; man würde dann die einseitigen
Sehschwächen finden und studiren können. Dadurch
würde aber bei Massen-Untersuchungen sehr viel
mehr Zeit gebraucht werden. Wer in jener wissenschaftlich viel werthvolleren Weise untersucht, möge
ja darauf achten, dass das andere Auge nicht mit
der Hand zugedrückt werde, da durch den Druck
die Blutfülle der Netzhaut verringert und daher nach
Wegnahme der Hand zunächst viel schlechter gesehen wird. Man lasse lieber mit einem Stück Carton
oder mit einem Octavbuch das andere Auge leicht
aber völlig verdecken, damit es nicht gedrückt
werde, aber auch nicht mit sehe.

Da es bei der Frage nach der mittleren Sehleistung bei Massenprüfungen zumal für praktische
Folgerungen von grösserem Belang ist, zu wissen, was
binoculär gesehen wird, wie es ja im Leben immer
geschieht, so bat ich, alle Prüfungen mit beiden
Augen zusammen vornehmen zu lassen, eine Aufgabe, die jedes Kind in einer Minute leisten kann.

Ferner glaubte ich, dass die Gelegenheit günstig
sei, um die Zahl der brillentragenden Schüler in
Breslau zu bestimmen. Um die Untersuchung von Con-
cav- und Convexgläsern zu erleichtern, bemerkte
ich den Lehrern, dass dem gesunden Auge die Buchstaben durch Concavgläser kleiner, durch Convexgläser grösser erscheinen; auch bat ich, wenn
möglich, die Nummer der Brille zu notiren. Natürlich darf kein Kind die Sehprobe mit einer Brille
vornehmen.

Ferner schien mir die Enquête dazu geeignet,
die Anzahl augenkranker Schulkinder in Breslau
und, wenn möglich, den Namen ihrer Augenkrankheit zu ermitteln; zu diesem Zwecke war in den Formularen eine letzte Colonne freigelassen.

Schliesslich ersuchte ich die Lehrer, alle Kinder,
welche die Tafel nicht bis 6 m lassen, baldigst in
eine der vielen Polikliniken für Augenkranke
zu senden, damit ihnen eine Brille oder sonstiger
Rath gegeben würde. So war natürlich denjenigen
Laien, welche die ganze Untersuchung als eine
überflüssige wissenschaftliche Spielerei be-
trachteten, der Boden ihrer Opposition entzogen, —
indem sie nun sogleich den grossen praktischen Werth der Prüfung zugestehen mussten.

Auch bat ich die Lehrer, jedem Kinde die Meter-
zahl, bis zu der es gesehen, mitzutheilen, damit das-
selbe die event. Aenderung bei einer späteren Untersuchung selbst feststellen könne. Jedes Kind sollte

seine Sehleistung wie sein Gewicht und seine Grösse kennen.

Zur bequemen Notirung für die Lehrer und zur Erinnerung derselben an die bei der Demonstration ihnen gegebenen Winke liess ich folgende Tabellen-Formulare in 1500 Exemplaren drucken, von denen ich jeder Schule so viel schickte, als sie Klassen besass, und die ich auch für ähnliche Untersuchungen glaube empfehlen zu können. Sie sind für Klassen, die 80 Kinder haben, eingerichtet; denn es giebt, wenn auch ausnahmsweise, leider noch so kinderreiche Klassen.

Formular. № ....

Sehleistungen der Kinder.

Bitte, die folgende Tabelle ausgefüllt bis 15. September zurückzusenden an Prof. Cohn Schweidnitzer Stadtgraben 25.

Vorbemerkungen. Jeder Schüler tritt in 20 Meter Entfernung von dem übergebenen Täfelchen unter freiem Himmel an möglichst sonnenhellem Tage zwischen 9 und 5 Uhr auf dem Turnplatze, Spielplatze oder Schulhofe an und kommt so lange näher, bis er dreimal sicher angibt, in welcher Richtung der hm gezeigte Haken ᴇ ɯ ɯ ɜ offen ist: oben, unten, rechts oder links. Die Tafel darf weder direct von der Sonne beschienen, noch im Schatten von Bäumen angebracht werden; die Augen des Geprüften dürfen nicht von der Sonne geblendet werden. — Die Prüfung wird mit beiden Augen zugleich, aber stets **ohne** Brille gemacht. — Die Anzahl von Metern, in der die Haken deutlich bezeichnet werden, wird in die 4. Colonne der Tabelle eingeschrieben; auf $1/2$ Meter mehr oder weniger kommt es aber nicht an. [1] Das normale Auge erkennt die Haken bis 6 Meter, das anomale weniger weit, das übernormale weiter als 6 Meter. — Dem gesunden Auge erscheinen Buchstaben durch Concavgläser kleiner, durch Convexgläser grösser. — Das nicht Zutreffende in den folgenden Fragen bitte durchzustreichen. [2]

Schule № .... evangel.? kathol.? Knaben? Mädchen?

Strasse .... Klasse ....

Schülerzahl ....

Name des untersuchenden Lehrers ....

Tag und Stunde der Untersuchung ....

Ort der Untersuchung .... Witterung: heller Sonnenschein? Sonne und Wolken wechselnd?

Bedeckter Himmel?

---

[1] Statt dieses Satzes würde man besser sagen: „Nur ganze Meter werden notirt; $1/2$ und $1/4$ Meter werden abgezogen."

[2] Hinzuzufügen ist in Zukunft: „Der Lehrer wird gebeten, alle anderen Schüler 20 Meter von der Tafel entfernt stehen zu lassen und streng darauf zu achten, dass dem Prüfling von den Mitschülern nicht vorgesagt und nichts gezeigt wird. — Bei auffallend hohen Sehleistungen sind statt 3 Proben 10 Proben zu machen, damit das Resultat gesichert ist."

№	Name des Schülers	Alter	Sieht die E-Haken auf dem übergeb. Probe-täfelchen richtig bis ? Meter.	Wenn Brille getragen wird, welche No. concav od. convex?	*) Augen-krank?
1					
2					
3					
.					
.					
.					
79					
80					

Zu jeder noch gewünschten Auskunft bin ich und meine Assistenten gern bereit.

Cap. IV.

Die untersuchten Anstalten.

Nach den dankenswerthen Mittheilungen des Directors des Statistischen Amts, Herrn Dr. Neefe, waren im Winterhalbjahr 1897/98 in Breslau **58624**

*) Statt Augenkrank ist besser zu schreiben: Wenn augenkrank, welche Augenkrankheit?

Kinder eingeschult und zwar 46619 Schüler in den
Volksschulen, 7893 in den öffentlichen höheren
Schulen, 4112 in den höheren und niederen Privatschulen. Die Anzahl aller Schüler im Sommerhalb-
jahr war noch nicht festgestellt.

Ich hatte Anfang August alle Directoren aller
168 Breslauer Schulen schriftlich ersucht, ihre Zustimmung zu der geplanten Untersuchung zu geben.
Alle, auch die Directoren der königlichen Anstalten
erklärten sich sofort bedingungslos einverstanden ausser dem Director des Magdalenen-Gymnasiums, Herrn Prof. Dr. Moller[1]).

---

[1]) Derselbe machte am 17. August sein Einverständniss von der Genehmigung des Kgl. Provinzial-
Schul-Collegiums abhängig und stellte mir anheim, dieselbe nachzusuchen.

Hierauf theilte ich Herrn Director Moller mit, dass
alle seine Collegen ohne Ausnahme mir ihre Zustimmung
glatt gegeben, ohne mich erst an das Provinzial-Schul-
Collegium zu verweisen, und dass ich, wenn derselbe
bei seiner Bedingung verharre, auf Untersuchung seines
Gymnasiums verzichten müsse. Ich ersuchte ihn, mir
die Weitläufigkeit zu ersparen und bemerkte, dass im
entgegengesetzten Falle sein Gymnasium das einzige in
Breslau sein würde, das bei der Enquête ausfalle.

Hierauf erwiderte mir Herr Director Moller am
21. August: „Da Sie es ablehnen, an das Kgl. Provinzial-
Schul-Collegium sich zu wenden, sende ich Ihnen hier-

Die öffentlichen Anstalten in Breslau sind:

6 Gymnasien, davon drei städtische, Johannes-, Elisabet-, Magdalenen- und drei königliche, Matthias-, Wilhelm-, Friedrich-Gymnasium.

2 Realgymnasien (Zwinger und heiliger Geist).

1 Oberrealschule.

2 evang. Realschulen.

---

mit die zugesendeten Drucksachen (die Einladungen für das Lehrer-Collegium zu meinem Vortrage) ergebenst zurück, da Sie von denselben vielleicht noch anderweitigen Gebrauch machen können."

Die Eingabe an das Provinzial-Schulcollegium hätte ich ja schnell machen können; ich bin auch fest überzeugt, dass das Provinzial-Schulcollegium die Erlaubniss ertheilt hätte; die Daten der oben von mir mitgetheilten Eingaben und Antworten zeigen aber, wie lange es dauert, ehe man von hohen Behörden einen Bescheid erhält. Da aber alle Anstalten in denselben hellen August- und Septemberwochen untersucht werden sollten, so wäre das im Magdalenen-Gymnasium nicht möglich gewesen; es wären günstigen Falls diese Schüler viel später geprüft worden, ja die Michaelis-Ferien hätten die Untersuchnng stören können.

Ich verzichtete also zu meinem Bedauern auf das Magdalenen-Gymnasium.

In Rücksicht auf die mehr als 50 000 untersuchten Kinder spielt jedoch der Ausfall von 454 Magdalenäern keine erhebliche Rolle.

1 kath. Realschule.

2 höhere städtische Töchterschulen (Augusta und Victoria.)

2 Knaben-Mittslschulen, evang. und kath.

5 Mädchen-Mittelschulen, Luisen-, Charlotten-, Margarethen-, Marien-, Mittelschule 4.

73 evang. Volksschulen, 37 für Knaben, 36 für Mädchen.

46 kath. Volksschulen, 22 für Knaben, 24 für Mädchen.

2 kath. Pfarrschulen.

Von diesen 143 öffentlichen Anstalten haben alle Berichte eingesendet ausser 4 Schulen: dem Magdalenen - Gymnasium, 2 evang. Volksschulen (No. 49 und 59) und 1 kath. Volksschule (Nr. 23).

Der Bericht der kath. Realschule kam leider nach Abschluss der Berechnungen und konnte nicht mehr mit verwerthet werden.

Es fehlen also nur die Befunde von 3 % aller öffentlichen Lehranstalten.

Viel geringer war die Betheiligung der 25 Privat-anstalten.

Wir haben:

4 Knaben-Privatschulen, es berichtete keine der-selben; 16 private höhere Töchterschulen, es be-richteten 10, und zwar die Schule von Frl. v. Ebertz, Eitner, Joachimsthal[1]), Klug, Malberg, Pawel, Richter, Scholtz, Pfeffer und die israelitische Industrieschule.

---

[1]) Die speciellen Befunde dieser Schule sind von A.

4*

Zur Eitnerschen Töchterschule werden auch die 191 Schülerinnen ihrer Lehrerinnen-Seminare und ihrer Seminar-Uebungsschule hinzugezählt.

5 Präparandenanstalten; es berichteten 2.

Also nur in 12 Schulen wurde untersucht, d. h. in 48% der Privatanstalten.

Im Ganzen erhielt ich mithin statt aus 168 Anstalten Berichte nur aus 151, d. h. über 90% der Anstalten.

In diesen Schulen waren jetzt 52 955 Schüler eingeschrieben; da aber fast in jeder Klasse einige fehlten, sind nur 52 159 wirklich auf Sehleistung geprüft worden, d. h. 90% aller Breslauer Schulkinder, wenn man die Frequenz von 58 624 aus dem Wintersemester zu Grunde legt.

Von 46 619 Volksschülern[2]) wurden untersucht 43 698 $= 93\%$.

Von 7 893 Schülern der höheren und mittleren öffentlichen Schulen 6626 $= 84\%$.

Von 4112 Schülern aller Privatschulen 2035 $= 49\%$.

Ludwig geschildert in der Wolfbergschen Wochenschrift für Therapie und Hygiene des Auges, 1898, No. 51.

[2]) Diese Zahlen, deren Summe 58 624 beträgt, datiren aus dem Winterhalbjahr 1897/98; da aber die Zahlen aus einzelnen Anstalten fehlen, mussten eben die aus dem vorigen Semester hierher genommen werden.

Die Zahl würde noch grösser sein, wenn nicht
einzelne Schulen nur aus einzelnen Klassen oder
nach Schluss der Berechnungen ihre Tabellen eingesendet hätten.

So bedauere ich, die Resultate der kath. Realschule, der Taubstummenanstalt[1]), der ev. Volksschulen No. 3, 8, 29, 60, 67 und 68 nicht mit verwerthen zu können.

Man darf aber trotzdem wohl sagen, dass die
gefundenen Resultate für die gesammte Breslauer
Schuljugend gelten.

Noch nie ist eine Enquête mit solchen Zahlen
gemacht worden; der Zufall hört bei 52 159 Beobachtungen fast auf, und die Resultate dürfen als
ethnographisch werthvoll bezeichnet werden.|

Cap. V.

Tageslicht-Verschiedenheiten und
sonstige Fehlerquellen.|

Ehe ich eine Gesammtübersicht über die bei den
52 159 Schülern notirten Sehleistungen gebe, möchte
ich die Frage beantworten: Sind die Beobachtungen
miteinander vergleichbar und sind die notirten
Zahlen zuverlässig?

---

[1]) Der specielle Bericht über diese Anstalt wird im
Programm derselben 1899 erscheinen.

Man könnte zunächst einwerfen: Die Zahlen sind nicht vergleichbar, da ja die Schüler der 1100 Klassen, wenn auch unter freiem Himmel und fast sämmtlich zwischen 9 und 5 Uhr im August und September, doch bei verschiedener Bewölkung, also bei verschieden hellem Tageslicht untersucht wurden.

Gewiss ist das Tageslicht überaus schwankend.

Prof. Leonhard Weber in Kiel, die erste Autorität in der Tageslichtmessung, hat (nach einer mir freundlichst gesendeten Privat-Mittheilung) durch langjährige Beobachtungen auf dem flachen Dache theils in Breslau, theils in Kiel folgende Abhängigkeit der Beleuchtungsstärke einer horizontalen, vom ganzen Himmel beschienenen Fläche von der Sonnenhöhe gefunden. Dieselbe betrug im Mittel

bei 0° Sonnenhöhe = 1300 Meterkerzen[1]) (MK.)

=	10	=	6000	=
=	20	=	15000	=
=	30	=	28000	=
=	40	=	39000	=
=	50	=	51000	=
=	60	=	63000	=

---

[1]) Unter Meterkerze versteht man nach Weber die Beleuchtungsstärke einer Fläche, welche von einer Normalkerze in 1 m Entfernung normal beleuchtet wird.

„An besonders hellen Tagen," schreibt mir mein
Freund Weber, „waren diese Werthe 3 bis 4 Mal
so gross, an besonders dunkeln 12 bis 15 Mal so
klein. Bei Sonnenuntergang am dunkelsten Tage
sank die Helligkeit auf 100 MK; am hellsten Sommer-
tage stieg sie bis auf etwa 200000 MK. Die ganze
Schwankung beträgt also etwa das 2000fache, die
Schwankungen bei ein und derselben Sonnenhöhe
betragen etwa das 50fache. Die Schwankung an demselben Platze zur Mittagszeit zwischen Sommer und
Winter beträgt im Mittel etwa das 6 bis 10fache,
im Maximum das 100 bis 400fache."

Ich habe selbst Tausende von Tageslicht-
messungen mit Webers vorzüglichem Photometer
in Schulen und Privatzimmern vorgenommen[1]) und
ganz enorme Unterschiede an demselben Platze oft
im Laufe weniger Minuten wahrgenommen; an Tagen,
wo blauer Himmel mit weissen oder dunkeln Wolken
abwechselten, betrugen die Schwankungen 100 bis
500 MK und mehr. Das Auge ahnt die Differenzen nie, welche das Photometer aufdeckt.

In diesem November habe ich an meinem Schreib-
pulte, das sich dicht an einem grossen nach Norden
gelegenen Balkonfenster befindet, jeden Mittag
zwischen 12 und 2 Uhr das Tageslicht gemessen und
Schwankungen zwischen 67 und 2420 MK, also um

---

[1]) Vgl. H. Cohn, Lehrb. d. Hygiene d. Auges. 1892.
S. 349—357.

das 36fache gefunden; an dem besonders trüben 27. November zeigten sich um $2^1/_2$ Uhr nur 36 MK.

Wollte man also wissenschaftlich correct verfahren, so müsste man die Helligkeit des Lesetäfelchens bei jeder Leseprobe eines Schülers messen. Das wäre aber gar nicht ausführbar bei Massenprüfungen, weil die Photometrie selbst bei längerer Uebung trotz des vortrefflichen Weberschen Photometers einige Minuten kostet. Während der Zeit der Prüfung des Einzelnen kommen auch Aenderungen der Helligkeit vor, die fortwährend von einem Assistenten abgelesen werden müssten, und dann könnten erst die Mittel gezogen werden.

Ich habe bei photometrirtem Tageslichte[1]) eine Reihe von Messungen der Sehschärfe schon im Jahre 1886 begonnen, aber später aufgegeben, da ich Schwankungen von 109—125, von 46—63, von 3440 bis 3811, von 4180—4320, von 2300—2380 MK. während des Versuchs notiren[2]) musste.

Exacte Bestimmungen über den Einfluss der Beleuchtung auf die Sehleistung sind also nur bei

---

[1]) Vgl. H. Cohn. Ueber Sehschärfe bei photometrirtem Tageslicht und über den Polarisations-Episkotister. Bericht der 18. Versammlung d. ophthalm. Gesellsch. in Heidelberg 1886. S. 2.

[2]) Vgl. H. Cohn, Einige Vorversuche über die Abhängigkeit der Sehschärfe von der Helligkeit. Festschrift zu Prof. Försters 70. Geburtstage. Wiesbaden 1895.

ganz gleichbleibendem künstlichen Lichte möglich. Diese wären aber schon wegen des Mangels an über 24 m langen, vollkommen verfinsterbaren Sälen bei Massenuntersuchungen in Schulen kaum durchzuführen.

Wir werden uns also auch in Zukunft mit der sehr laienhaften Eintheilung der Beleuchtung in 1) hellen Sonnenschein, 2) Wechsel von Wolken und Sonne und 3) bedeckten Himmel für praktische Zwecke helfen müssen, zumal wenn wir alle Untersuchungen in demselben Monat und während der hellsten Tagesstunden vornehmen lassen.

Die folgenden Prüfungen geschahen in der 2. Hälfte des August und in der 1. Hälfte des September, die gerade in diesem Jahre andauernd schöne Tage hatten.

Bei 1100 Abtheilungen, in denen die Untersuchung vorgenommen worden, haben die Lehrer 661 Mal „hellen Sonnenschein" = 60 %, 203 Mal „wechselnde Beleuchtung" = 18 % und 213 Mal „bedeckt" = 19 % notirt; bei 23 Klassen fehlt die Notiz.

Ich vermuthete, dass die 213 Klassen, welche bei bedecktem Himmel gelesen, bedeutend schlechtere Sehleistungen aufweisen würden, als die bei hellem Sonnenschein geprüften.

Ich glaube, dass es nützlich ist, bereits hier, bevor ich die Gesammtergebnisse mittheile, eine kleine Vergleichung der bei den drei Beleuchtungsarten gefundenen Sehleistungen zu geben.

Ich benütze dafür nur die 7 Gymnasien, die Ober-Realschule und die beiden evang. Realschulen, also die 10 höheren Anstalten, welche 4448 Schüler hatten. Auf die einzelnen Zahlen für die einzelnen Anstalten und Klassen verzichte ich und addire alle Befunde ihrer 145 Klassen zusammen.

Nicht die Sehleistungen Aller werden jetzt hier neben der Zahl der untersuchten Schüler rubricirt, sondern nur die Zahl derjenigen, welche das Täfelchen statt auf 6 m weiter als auf 12 m gelesen haben, also solche, die zwischen 12 und 18 m, und solche, die noch weiter als 18 m, bis 25 m, gesehen haben, das heisst, die mehr als 2fache und mehr als 3fache S boten (vgl. oben Cap. III).

Man erhält dann folgende Tabelle:

Tabelle I.

Geprüft	Schüler	in Klassen	13—18 m	19—25 m	% 13-18 m	% 19-25 m
bei bedecktem Himmel . . .	1248	40	473	64	**38** %	5 %
b. wechselnder Bewölkung .	808	29	418	60	51	0.7
bei hellem Sonnenschein	2392	76	889	162	**37** %	7 %
Summa	4448	145	1780	286	40 %	6 %

Man sieht hieraus, dass trotz des bedeckten Himmels 38 % der Schüler, d. h. mehr als $\frac{1}{3}$ Aller, noch 2 bis 3fache Sehleistung, 5 % sogar noch mehr

als 3fache Sehleistung hatten, im Ganzen also 43 %
mehr als doppelte S hatten.

Ja sogar noch 1 % mehr hatten diese hohe Sehleistung bei trüber Beleuchtung als bei Sonnenschein,
wo nur 37 % gefunden wurden.

Freilich bei der wechselnden Bewölkung lasen
sogar 51 % statt bis 6 m weiter als 12 m.

Die höchsten Leistungen über 18 m waren bei
bedecktem Himmel nur in 5 %, bei Sonnenschein in
7 % zu Tage getreten.

Einen Einfluss hat gewiss die Beleuchtung; nur
scheint derselbe nicht so bedeutend, als man a priori
hätte glauben sollen.

Vielleicht ordnet man für spätere Untersuchungs-
reihen an, dass nur an sonnenhellen Tagen
geprüft werden darf.

Der nun einmal unvermeidliche Fehler ist aber
nicht so einschneidend gewesen, dass man die Resultate trotz der verschiedenen Beleuchtung nicht vergleichen dürfte.— —

Eine weitere Frage lautet: Können sich nicht
andere Irrthümer eingeschlichen haben?

Wir dürfen natürlich nicht vergessen, dass die
Untersuchenden sämmtlich Lehrer und Lehrerinnen
waren, denen der Sinn der Aufgabe wohl bekannt
war, und die Alle selbst ein reges Interesse an der
Erforschung der Wahrheit hatten.

Indessen, es können immerhin nach zwei Richtungen Irrthümer vorgekommen sein.

Entweder hätten einzelne Schüler, zerstreut, eingeschüchtert oder ängstlich, nicht so weit gelesen, als sie bei Aufmerksamkeit oder, wenn sie sich Mühe gegeben, hätten lesen können. Ihre Sehleistung wäre also zu klein ausgefallen. Die Zahl dieser Kinder ist aber sicher ganz verschwindend klein. Denn schon aus Ehrgeiz suchen die Schüler einer Klasse die Mitschüler in der Sehleistung zu übertrumpfen.

Dagegen ist es mitunter dem tüchtigsten Lehrer auf dem Turnplatze nicht immer möglich, zu verhindern, dass einem Schüler, während er geprüft wird, ein Freund, der näher an der Tafel steht, etwas zuflüstert oder ihm durch Pantomimen die Richtung der Oeffnung des Hakens andeutet. Dann wäre also die Sehleistung zu gross ausgefallen. Wir werden im Cap. VIII zeigen, dass dergleichen Fälle, namentlich bei den exorbitanten Sehleistungen vorgekommen sind.

Hiergegen kann man sich in Zukunft nur schützen, indem, wie schon im Cap. III vorgeschlagen, alle Mitschüler, die nicht geprüft werden, sich über 20 m entfernt von der Tafel aufstellen müssen, wo nur die Allerwenigsten etwas erkennen und daher auch nicht dem zu Prüfenden helfen können, zumal er ihnen ja den Rücken dreht.

Dies würde aber nicht hindern, dass der Prüfling statt scharf zu sehen, einfach die Richtung des Hakens

räth, und zwar möglicher Weise richtig räth. Solche
Fälle können auch vorgekommen sein, obgleich nicht
eine, sondern mindestens drei richtige Antworten ver-
langt wurden, ehe die Distanz notirt wurde. Je öfter
man den Haken lesen lässt, desto unwahrscheinlicher
ist es, dass jedes Mal richtig gerathen wird; in
zweifelhaften Fällen liess ich sechs bis acht Mal lesen,
um ganz sicher zu sein.

Aber der Fehler würde gewiss selten vor-
kommen, wenn vor der Prüfung den Kindern ein-
geprägt würde, dass sie in dem Moment, wo sie
den Haken nicht mehr scharf erkennen, — und
dieses Urtheil kann jeder sicher und leicht fällen
— erklären sollen: „Weiter sehe ich nicht scharf,"
statt sich zu bemühen, durch Rathen noch eine
grössere Distanz vorzuspiegeln.

Mögen immerhin dergleichen Fehler vorgekommen
sein; es wird sich dabei doch meist nur um 1—2 m
gehandelt haben; die ungeheure Mehrzahl der Befunde dürfte aber wohl als zuverlässig betrachtet
werden. Da bei der endgiltigen Zusammenstellung
von mir immer die Summen nicht nach einzelnen
Metern, sondern von 3 zu 3 m steigend, in späteren
Tabellen von 6 zu 6 m steigend aufgeführt werden,
so dürften die kleinen, oben besprochenen Fehlerquellen das Gesammtresultat kaum beeinträchtigen.

Cap. VI.

Die gefundenen Sehleistungen.

A. Die Befunde nach Schulkategorieen.

Die folgende Tabelle II giebt nunmehr alle in den verschiedenen Schulen gefundenen Grade von Sehleistung.

Es würde kein allgemeineres Interesse haben, würde auch die Druckkosten enorm erhöhen, hier die gefundenen Zahlen für jedes Gymnasium, jede Töchterschule, jede einzelne der 121 Volksschulen anzugeben; ich habe jeder einzelnen Schule die Ergebnisse ihrer Anstalt privatim gesendet.

Hier handelt es sich zunächst um die grossen Kategorieen von Schulen im Allgemeinen.

Unter den 10 höheren öffentlichen Schulen sind die im Cap. IV genannten 5 Gymnasien, 2 Realgymnasien, 1 Oberrealschule und 2 evangl. Realschulen verstanden, unter den 8 höheren privaten Mädchenschulen die ebenfalls oben genannten, unter den 11 mittleren Schulen sind die öffentlichen 2 Knaben- und 5 Mädchenschulen bezeichnet, unter den 4 privaten sind 2 Präparanden-Anstalten, die Pfeffersche Mittelschule für Mädchen und die israel. Industrieschule verstanden.

Die Sehleistungen sind nach Metern geordnet; in der 1. Colonne sind alle Kinder addirt, welche die Tafel nicht bis 6 m sahen (bezeichnet mit < 6); über diese wird im Capitel IX besonders gesprochen werden. Hier ist also die Sehleistung trotz der Untersuchung im Freien unter der Norm, die für die Leistung im Zimmer gefordert wurde.

Die folgenden Colonnen zeigen die gefundene Zahl von Kindern, die bis 6, 7, 8 u. s. f. bis 24 m gelesen haben, die also bei 6 m normale, darüber aber höhere Sehleistungen zeigten, als der Norm im Zimmer entspricht. Alle Kinder, die weiter als 24 (> 24) sahen, sind in der letzten Colonne zusammenaddirt.

Tabelle II.

	Summe der Kinder	<6	6	7	8	9	10	11	12	13	14	15	16	17	18	19	20	21	22	23	24	>24
20 höhere Schulen:																						
12 öffentliche:																						
a) 10 für Knaben .	4448	813	147	138	183	210	266	319	405	405	367	290	276	179	162	84	96	41	25	13	13	16
b) 2 für Mädchen.	669	108	43	26	29	51	43	64	67	47	67	38	38	18	9	11	6	—	2	2	—	—
8 private Mädchen .	1385	196	49	68	85	109	114	122	128	123	100	98	77	33	25	20	22	11	4	—	1	
11 mittlere Schulen:																						
7 öffentliche:																						
a) 2 für Knaben .	279	32	11	5	13	14	13	17	16	20	19	24	46	15	9	12	7	5	1	—	—	—
b) 5 für Mädchen .	1250	145	57	42	59	70	100	126	140	139	122	79	61	36	23	17	9	2	2	1	—	—
4 private:																						
a) 2 für Knaben . .	194	32	4	5	6	6	8	8	9	12	19	24	17	19	7	11	—	—	2	—	—	—
b) 2 für Mädchen.	456	64	27	33	27	40	44	49	52	34	33	22	16	10	3	1	1	—	—	—	—	—
73 ev. Volksschulen:																						
a) 37 Knaben . . .	13384	1007	491	542	671	769	1151	1152	1557	1384	1314	1037	793	537	363	213	75	28	17	7	7	10
b) 36 Mädchen. . .	12745	1389	623	668	767	873	1270	1249	1457	1208	1062	720	461	285	222	101	29	18	12	10	5	
49 kath. Volksschulen:																						
a) 24 Knaben. . . .	8681	578	310	288	385	429	649	755	977	971	938	740	582	405	314	121	39	6	9			
b) 25 Mädchen . . .	8888	1062	484	484	618	715	1019	1008	938	782	616	397	312	189	107	69	12	2	4	—	1	
153 Schulen . . .	52159	5426	2242	2899	2843	3296	4677	4869	5746	5125	4637	3449	2679	1726	1244	767	345	219	104	34	36	42
0/00 . .		104	43	44	55	63	90	93	110	98	89	67	51	33	24	14	12	4	2	1	0.6	0.8

Graphische Darstellung zu Tabelle II.

Zahl der Kinder, die bis 6, 7, 8.... 24 m lasen, in $^o/_{oo}$.

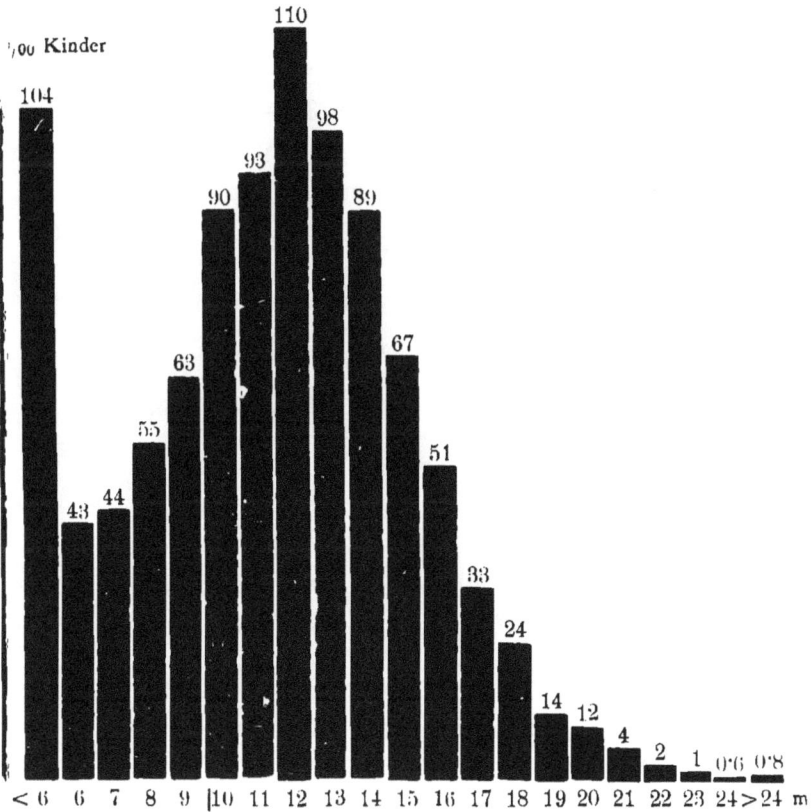

Man sieht also zunächst, dass von den 52 159
Kindern

5426 nicht bis 6 m,

2246 bis 6 m, aber

42 487 weiter als 6 m gelesen haben.

Bezeichnen wir die ersteren als S < 1, die zweiten als
S = 1, so hatte **die ungeheure Ueberzahl (85 %) S > 1**
Nennen wir die Sehleistung von 7—9 m S = 1·1—1·5,
von 10—12 m S = 1·6—2, von 13—15 m
S = 2·1—2·5, von 16—18 m S = 2·6—3, von 19—21 m
S = 3·1—3·5, von 22—24 m S = 3·6—4 und alle Seh-
leistungen, die weiter als 24 m gingen, als S > 4, und
procentiren*) wir obige Zahlen rund, so erhalten wir

Tabelle III.

S < 1:	5 426	Kinder =	**10·5**	%	
S = 1:	2246	„	**4**	„	
S = 1·1—1·5:	8 428	„	16	„	} 45%
S = 1·6—2 :	15282	„	29	„	
S = 2·1—2·5:	13241	„	25	„	} 37%
S = 2·6—3 :	6649	„	12	„	
S = 3·1—3·5:	1631	„	3·1	„	
S = 3·6—4 :	194	„	0·3	„	} 3·5%
S > 4:	42	„	0·08	„	

**Also fast die Hälfte aller Schüler hatte
zwischen 1 und 2facher, mehr als 1/3 aller zwischen
2 und 3facher Sehschärfe im Freien.**

Vergleichen wir die oben gefundenen 5 Zahlen
10·5, 4, 45, 37, 3·5% mit den von mir früher gefundenen, so betrugen sie bei den Kindern in
Schreiberhau im Jahre 1871: 0, 3, 50, 47, 0, bei den

---

*) In % ist die Uebersicht angenehmer, als in %₀₀.
Es kommt hier auch gar nicht auf einige %₀₀ an.

Helgoländern im Jahre 1896: 9, 5, 56, 30, 0, bei den
Marine-Mannschaften in Helgoland 6, 2, 46, 42, 1%.

Ich glaubte damals, dass nur Dorfkinder oder
Inselbewohner so vorzügliche Sehleistungen bieten;
wir können aber jetzt sagen, dass die Sehleistungen der Breslauer Schulkinder hinter
denen der Schreiberhauer und der Helgoländer
nicht wesentlich zurückstehen.

Ja es dürfen die hohen Zahlen wohl im Allgemeinen für Deutschland gelten. Denn bei den
von Dr. Seggel in München mit meiner Tafel geprüften 930 Artilleristen hatten 79% S1—2, 15%
S2—3, bei den von Dr. Seitz in Neu-Ulm geprüften
468 Artilleristen hatten 13% 1—2, 63% S 2—3, 19%
S3—4, und etwa 1% S > 4.

Auch stehen mir privatim Zahlen aus einem
anderen deutschen Regiment zur Verfügung, in dem
ein Assistenzarzt mit meinem Täfelchen 244 Soldaten
prüfte, von denen 1% S < 1, 2% S=1, 22% S=1—2,
58% S=2—3 und 17% S=3—4 hatten.

Von jetzt ab scheide ich alle Fälle, welche
S < 1 zeigten, aus, da diese im Cap. IX besonders
besprochen werden.

Wir betrachten jetzt nur diejenigen 46733 Kinder,
welche gesunde Augen haben und S=1 oder S > 1
zeigten, nach Schulkategorieen und procentiren
sogleich abgerundet*).

---

*) Natürlich kann die Summe nur annähernd 100 sein.

Tabelle IV.

S =	Höh. Knab.-Schule	Mittl. Knab.-Schulen	Volks-Knab.-Schulen	Höhere Mdch.-Schulen	Mittl. Mdch. Schulen	Volks-Mdch.-Schulen
1	4 %	3·4%	4 %	4 %	6 %	6 %
1·1—1·5	15 „	12 „	16 „	22 „	18 „	22 „
1·6—2	27 „	17 „	31 „	31 „	34 „	37 „
2·1—2·5	27 „	39 „	31 „	27 „	29 „	25 „
2·6—3	17 „	27 „	15 „	11 „	10 „	8 „
3·1—3·5	6 „	10 „	4 „	4 „	2 „	2 „
3·6—4	1 „	0·8 „	0·4 „	0·3 „	0·2 „	0·2 „
> 4	0·4 „	—	0·08 „	0·08 „	—	0·03 „
1	4 %	3	4	4	6	6
1·1—2	42 „	29	47	53	52	59
2·1—3	44 „	57	46	38	39	33
3·1—4	7 „	10	4	5	2	2
> 4	0·4 „	—	0·08	0·08	—	0·03

Noch übersichtl'cher werden die Verhältnisse, wenn wir S=1, S=1—2, S=2—3, S=3—4, S>1 rubriciren. Dann erhalten wir die unter dem Striche befindliche untere Hälfte der Tabelle.

Man sieht hieraus, dass in allen Schulkategorieen S=1 nur zwischen 4 und 6 % schwankt.

S zwischen 1 und 2 dominirt in den Volks-Mädchenschulen mit 59 %, schwankt in den anderen Anstalten zwischen 42 und 53 % und war am geringsten in den Knabenmittelschulen mit 29 %.

Dagegen zeichneten sich die letzteren durch die meisten Schüler mit S=2—3 aus, indem deren 57% waren; in allen anderen Anstalten schwankte die Zahl zwischen 33 und 44%.

3—4fache S kam auch am häufigsten in den Knabenmittelschulen mit 10% vor, existirte sonst nur in 2—7%, letztere Zahl in den höheren Knabenschulen. — S > 4 erreichte nicht $\frac{1}{2}\%$; diese Fälle werden unten im Cap. VIII besonders erörtert werden. —

Vergleicht man S=1—2 in den höheren, mittleren und Volksschulen, so ergiebt sich 48, 40, 53%; vergleicht man S=2—3 in den drei Kategorieen von Schulen, so ergiebt sich 41, 48, 34%. In den höheren Schulen wurde also S=1—2 etwas weniger oft gefunden, als in den niederen; in den niederen wurde S=2—3 aber weniger oft gefunden, als in den höheren.

Interessant ist es auch noch, die Geschlechter mit einander zu vergleichen.

Die Sehschärfe ist =

1	bei	4% Knaben u. bei	5% Mädchen		
1—2	„	39	„	„ 55	„
2—3	„	49	„	„ 37	„
3—4	„	7·5	„	„ 3	„
> 4	„	0·16	„	„ 0·04	„

Bei den Mädchen kommt also S=1—2 häufiger als bei den Knaben (55:39) vor; dagegen sind alle

höheren Grade als S=2 bei den Knaben viel
häufiger als bei den Mädchen (56:40).

B. Die Befunde nach dem Lebensalter.

Ordne ich die Sehleistungen nach dem Lebensalter vom 5.—21. Lebensjahr, so übergehe ich die
Tabellen, welche in dieser Beziehung für Schüler
und Schülerinnen besonders gemacht wurden, weil
ja aus obiger kleiner Tabelle das Verhältniss bei
Knaben und Mädchen ausreichend erhellt, und gebe
nur eine grosse Tabelle, in welcher alle 52159 Untersuchten zusammen aufgeführt werden. Da nur
29 Personen älter als 21 Jahr waren, fasse ich diese
der Einfachheit wegen in eine Gruppe zusammen;
es waren 11 Damen aus den Lehrerinnen-Seminarien
des Frl. Eitner von 22—26 Jahren und 18 Gymnasiasten von 22—24 Jahren.

Tabelle V.

Untersucht	Alter	< 6	6	7	8	9	10	11	12	13	14	15	16	17	18	19	20	21	22	23	24	> 24
68	5	7	6	3	4	10	10	5	8	6	3	4	1	—	1	—	—	—	—	—	—	—
5686	6	375	264	309	429	524	771	740	684	582	394	263	161	81	46	32	21	6	2	—	2	—
6250	7	472	335	361	416	527	678	709	797	645	530	321	189	104	68	43	28	17	5	1	2	2
6722	8	491	288	323	412	428	702	695	846	704	616	423	322	176	142	64	52	20	7	1	4	5
6028	9	557	266	264	326	373	514	565	710	595	601	442	317	194	137	70	66	18	3	2	—	6
6570	10	658	250	279	344	377	543	574	699	663	644	498	366	249	155	113	90	34	22	8	2	2
5436	11	599	225	210	245	335	479	470	560	516	490	389	331	216	155	80	79	28	16	6	4	3
6165	12	732	275	238	284	292	427	510	632	568	561	445	398	266	217	131	111	34	17	11	8	8
5264	13	664	193	183	235	260	353	384	510	518	497	389	337	246	176	136	105	36	18	11	6	7
1989	14	297	77	69	73	85	101	119	160	181	181	161	143	121	85	55	53	11	6	7	2	2
666	15	148	23	23	24	26	38	38	46	58	51	53	39	28	23	23	16	2	4	—	1	1
514	16	146	18	18	24	14	28	23	39	39	36	36	27	19	16	7	12	5	1	—	1	3
341	17	122	11	10	5	14	17	15	23	25	23	20	21	11	8	4	3	3	2	—	1	2
206	18	77	6	4	8	11	5	11	12	11	11	9	13	6	6	5	6	2	1	—	—	—
125	19	37	6	3	10	3	4	6	10	7	12	7	9	2	5	3	1	1	—	—	—	—
70	20	26	1	3	3	3	1	1	6	3	1	6	5	5	1	1	—	—	—	—	1	1
30	21	7	2	1	1	1	5	2	2	4	1	2	—	—	1	1	1	—	—	—	—	—
29	> 22	11	—	—	—	3	1	2	2	—	3	1	—	2	2	1	1	—	—	—	—	—
52159		5426	2246	2299	2843	3986	4677	4869	5746	5125	4657	3469	2679	1726	1244	767	645	219	104	54	36	42

Ziehen wir wieder nur die 46 733 Fälle, welche bis 6 m und darüber sahen, in kleinere Gruppen wie oben in Tab. III zusammen und procentiren wir rund, so erhalten wir folgende Tabelle.

Tabelle VI.

Alter	Unter-suchte	S = 1 %	1·1-1·5 %	1·6-2 %	2·1-2·5 %	2·6-3 %	3·1-3·5 %	3·6-4 %	S > 4 %
5	61	9	28	38	21	3	—	—	—
6	5311	5	23	42	23	5	1	0·08	—
7	5778	5	23	39	26	6	1	0·1	0·03
8	6231	4	18	37	28	10	2	0·2	0·08
9	5471	5	17	33	30	11	3	0·1	0·1
10	5912	5	16	31	30	13	4	0·5	0·03
11	4837	4	17	32	29	14	3	0·5	0·06
12	5433	5	15	29	29	16	5	0·7	0·1
13	4600	4	15	28	30	16	6	0·8	0·1
14	1692	4	14	24	30	20	7	0·9	0·1
15	518	4	14	24	31	18	8	1	0·1
16	368	5	15	25	31	17	6	1	0·8
17	219	5	13	26	32	18	4	1	0·9
18	129	4	18	22	25	19	10	2	—
19	88	6	16	24	29	18	6	1	—
20	44	2	20	19	28	25	4	—	2
>20	41	4	15	35	27	12	7	—	—
	46733								

Irgend eine sichtbare Abnahme der Sehleistungen der gesunden Augen von Lebensjahr zu Lebensjahr zeigt sich also durchaus nicht.

Vom 6.—20. Jahre schwankt $S = 1$ nur zwischen
4—6%; von den Kindern, die erst 5 Jahr alt sind,
und mit 9% hier figuriren, dürfen wir wohl wegen
der so kleinen Zahl (61) absehen.

$S = 1\cdot1$—$1\cdot5$ schwankt ganz gesetzlos vom
6.—20. Jahre von 14—23%, $S = 1.6$—2 von 19—42%,
$S = 2\cdot1$—$2\cdot5$ von 25—31%, $S = 2\cdot6$—3 von 5—25%,
$S = 3\cdot1$—$3\cdot5$ von 1—10%. $S = 3\cdot6$—4 findet sich
vom 15.—20. Jahre in 1—2%, in früheren Jahren
nur in $0\cdot1$—$0\cdot9$%.

Noch übersichtlicher werden die Verhältnisse,
wenn wir fünfjährige Altersperioden der
46 692 Schüler vom 5.—20. Jahre in Rechnung setzen
und auch die Sehleistungen nur in 5 grosse Rubriken
bringen. Dann erhalten wir in Procenten folgende

Tabelle VII.

Unter-sucht	Lebens-jahre	$S = 1$	$S = 1$—2	$S = 2$—3	$S = 3$—4	$S > 4$
28764	5—10	5 %	57	35	2	< 1%
17080	11—15	4 =	42	47	6	< 1 =
848	16—20	6 =	41	47	6	< 1 =

Von Lustrum zu Lustrum verringert sich wohl
die Zahl derer, die S zwischen 1 und 2 haben, von
57 auf 42 und 41%; allein die höheren Sehleistungen
bis zur dreifachen steigen von 35 auf 47% und
behalten im 4. Lustrum diese Höhe; ebenso steigen
die hohen Sehschärfen $S = 3$—4 von 2 auf 6%.

Keineswegs ist von einer Gesammtabnahme der Sl von Jahrfünft zu Jahrfünft die
Rede.

Woher die Zunahme kommt, ist nicht leicht
zu erklären. Möglich, dass die älteren Schüler der
Aufgabe eine grössere Aufmerksamkeit zugewendet und sich bei der Erkennung des Täfelchens
in grösserer Entfernung noch mehr Mühe gegeben
haben, als die jüngeren*).

Stellen wir schliesslich noch 24 524 Schüler und
22 209 Schülerinnen nach dem Lebensalter procentarisch gegenüber, so finden wir

Tabelle VIII.

	S 1	S 1—2	S 2—3	S 3—4	S > 4
5—10 Jahre					
Knaben	5%	49	42	3	1
Mädchen	6 =	63	28	1	< 1
11—15 Jahre					
Knaben	4 =	35	52	8	1
Mädchen	5 =	48	41	4	< 1
16—24 Jahre					
Knaben	4 =	37	45	9	6
Mädchen	7 =	43	48	2	—

*) Es ist hier nicht der Ort für Hypothesen; doch
möchte ich nur andeuten, dass vielleicht noch eine
andere Erklärung möglich wäre, die freilich späteren

Es wiederholen sich also bei jedem der beiden
Geschlechter die oben besprochenen Verhältnisse
in den verschiedenen Lustren.

C. Die Befunde nach Schulklassen.

Im grossen Ganzen entsprechen wohl die Schul-
jahre auch den Lebensjahren; doch giebt es immerhin Klassen, namentlich in den höheren Anstalten,
in denen Kinder mit einem Altersunterschied von
4—5 Jahren sitzen.

Forschern zu beweisen übrig bliebe. Wir wissen nämlich, dass viele Kinder in jungen Jahren eine schwache
Uebersichtigkeit besitzen, welche aber durch gute
Accommodation verborgen bleibt. Solche Kinder haben
oft eine ganz gute Sehleistung wenigstens im Zimmer.
Setzt man ihnen aber ein Convexglas vor, so steigt die
Sehschärfe noch mehr. Auf diesen Punkt konnte bei der
jetzigen Enquête gar keine Rücksicht genommen werden;
alle normalen Breslauer Kinder hätten sonst, wie ich
es in Schreiberhau vor 28 Jahren gethan, nicht allein
mit blossem Auge, sondern auch mit Convexgläsern geprüft werden müssen, um die Zahl der Uebersichtigen
zu finden. Letztere hätten dann eben wahrscheinlich in
jungen Jahren mit Convexgläsern noch bessere Sehleistungen gezeigt.

Die durch die Accommodation verborgene Uebersichtigkeit wird aber offenbar, sobald man Atropin
ins Auge giesst, welches die Accommodation lähmt.

Für die Volksschulen (22 065 Schüler und
(21 433 Schülerinnen) gelten folgende Procentzahlen
für die 6 Klassen, wenn man alle 1., 2., 3., 4., 5.
und 6. Klassen aller 121 Volksschulen zusammen
nimmt.

Das ist zwar ein durchaus ungefährliches, aber für
den Schüler lästiges Experiment, weil er dann 1—2 Tage
etwas Blendung hat und in der Nähe nicht lesen kann.

Dieses Experiment ist leider bisher Niemandem
ausser mir bei allen Schülern einer Schule gestattet
worden. Nach Atropinisirung fand ich aber in Schreiberhau alle gesunden Augen übersichtig. Vgl. meinen
Aufsatz in Graefes Archiv 1871, Bd. 17, 2.

Mit den Jahren verschwindet oft, namentlich durch
Nahearbeit diese schwache Uebersichtigkeit, geht in
Normalsichtigkeit, mitunter leider in Kurzsichtigkeit
über; somit könnten in gewissen Fällen im 3. oder
4. Lustrum Schüler ohne Convexgläser eine bessere
Sehschärfe haben, als früher, da sie normal geworden.
So liesse es sich vielleicht deuten, dass die Zahl der 2-
bis 3-fachen Sehschärfen im 10.—20. Jahre bei $12\,^0/_0$
häufiger gefunden wurde, als im 5. und 10. Jahre.

Jedenfalls ist das eine Frage, welche weiteren
Studiums werth ist.

Tabelle IX.

Untersuchte	S < 1	S 1	S 1-2	S 2-3	S > 3
22065 Schüler					
Klasse I	9 %	3	30	49	8
„ II	8 „	3	34	48	6
„ III	7 „	3	39	46	6
„ IV	6 „	4	42	43	4
„ V	7 „	4	48	38	4
„ VI	5 „	4	58	31	2
21433 Schülerinnen					
Klasse I	14 %	5	42	36	2
„ II	13 „	4	48	31	3
„ III	12 „	5	48	32	2
„ IV	11 „	4	51	31	2
„ V	9 „	6	57	26	1
„ VI	9 „	6	63	20	1

Da in den Volksschulen in den einzelnen Klassen geringere Altersdifferenzen bestehen, so zeigt sich auch hier bei Knaben und Mädchen ganz deutlich, dass in den Klassen von unten nach oben stetig die Zahl der 1—2fachen Sehleistungen abnimmt und zwar von 58—30% bei Knaben und von 63 bis 42% bei Mädchen, während die 2—3fachen Sehschärfen von der VI. zur I. Klasse stetig zunehmen und zwar von 31—49% bei Knaben und von 20 bis 36% bei Mädchen.

Für die 2054 Mädchen der höheren Töchterschulen berechnete ich folgende Tabelle X nach
9 Klassen und für die 1686 Mädchen der Mittelschulen nach 8 Klassen.

Tabelle X.

	S < 1 %	S 1 %	S 1—2 %	S 2—3 %	S 3—4 %	S >4 %
Höh. Töchter-schulen						
Kl. I.	21	3	34	38	3	—
„ II.	20	3	36	35	5	0·4
„ III.	17	5	38	37	2	—
„ IV.	15	6	44	28	6	—
„ V.	14	5	38	36	6	—
„ VI.	10	5	52	28	4	—
„ VII.	8	3	61	26	1	—
„ VIII.	8	3	47	38	3	—
„ IX.	5	5	71	18	—	—
Mädchen-Mittelschulen						
Kl. I.	22	5	37	31	4	—
„ II.	13	2	48	33	3	—
„ III.	21	6	39	32	1	0·5
„ IV.	13	7	43	34	1	0·7
„ V.	12	3	39	42	3	—
„ VI.	10	5	51	33	0·4	—
„ VII.	5	3	56	34	1	—
„ VIII.	3	7	64	25	—	—

Bei den höheren und mittleren Mädchenschulen nimmt S=1—2 wohl auch von den unteren nach den oberen Klassen ab, von 71—34 %, resp. von 64 bis 37%, wenn auch nicht so stetig wie in den Volksschulen, weil eben oft Kinder sehr verschiedenen Alters in diesen Klassen sitzen; ganz ähnlich verhält es sich mit S=2—3, die nicht stetig, aber doch im Ganzen von unten nach oben zunimmt, von 18 bis 38%, resp. von 25—31%.

Für die beiden Knaben-Mittelschulen mit ihren 187 resp. 94 Kindern lohnt sich die klassenweise Procentirung nicht. Dagegen giebt die folgende Tab. XI in der ersten Hälfte die Verhältnisse in den 5 Gymnasien und der Ober-Realschule mit ihren 3489 Schülern, in der zweiten Hälfte der Verhältnisse an den beiden Realgymnasien mit 959 Schülern von Sexta bis Prima.

Tabelle XI.

Gymnasien u. Ob.-Realsch.	S < 1 %	S 1 %	S 1—2 %	S 2—3 %	S 3—4 %	S > 4 %
Kl. I.	37	3	26	28	5	—
„ II.	33	4	22	32	7	1
„ III.	24	3	30	35	7	0·3
„ IV.	12	3	34	43	7	0·2
„ V.	9	3	33	47	7	0·2
„ VI.	12	3	36	42	6	0·2
2 Real-Gymn.						
Kl. I.	43	4	28	21	3	—
„ II.	27	2	24	35	11	—
„ III.	18	2	31	41	7	—
„ IV.	13	2	26	48	10	—
„ V.	12	2	33	46	2	—
„ VI.	14	3	49	32	1	—

In diesen höheren Anstalten erklärt die ungeheure Zunahme von Schülern mit zu kleiner Sehleistung (S < 1) in den obersten Klassen (37 und
43%), dass daselbst eine kleinere Zahl von S = 2 − 3
gefunden wurde (28 und 21 % in den Primen gegenüber 42 und 32 % in den Sexten.) Jedoch zeigt sich
selbst hier bei S = 1 − 2 eine wenn auch unregelmässige
Abnahme von Sexta bis Prima (36 : 26 und 49 : 28).

Dass in allen Schulen die Zahl derer mit
S < 1 von Klasse zu Klasse **stetig zunimmt,**
sieht man auf den ersten Blick.

In den niederen Schulen steigt sie von 5 : 9%
resp. von 9 : 14%, in den höheren Töchterschulen
von 5 : 21%, resp. von 3 : 22%, in den Gymnasien
von 12 : 37%, resp. von 14 : 43%.

Es wird im Cap. IX hierüber noch gesprochen
werden.

Cap. VII.

Die durchschnittlichen Sehleistungen.

Addirt man sämmtliche Entfernungen, in denen
gelesen wurde, und dividirt durch die Zahl der Lesen-
den, (46 691), so erhält man die Durchschnittsleistung, Sd, einer Schule, einer Klasse, eines Lebens-
jahres. Die Fälle über 21 Jahr sind hier wegen zu
geringer Zahl nicht berücksichtigt, daher die Summe
hier nicht: 46 733.

Wenn jeder Normale, wie man bisher annahm, nur bis 6 m gelesen hätte, so hätten Alle zusammen nur bis 280146 m lesen dürfen.

Die 46691 Kinder mit S 1 und > 1 lasen aber zusammen bis 566090 m.

Folglich ist die Durchschnittsleistung der gesammten Schuljugend: **Sd = 12·1** m.

Tabelle XII.

	Unter- suchte	lasen bis m	Sd
Höhere Knabenschule	3635	47113	12·9
Mittlere ⸗	409	5712	13·9
Volks- ⸗	20480	262964	12·8
Höhere Mädchenschulen	1750	21909	12·5
Mittlere ⸗	1477	17424	11·8
Volks- ⸗	18982	216844	11·4
	46733	571966	12·2

Aus Tab. XII, in der auch die Schüler über 21 Jahr berücksichtigt wurden, folgt, dass die Durchschnittsleistung der Gesunden also ein wenig von den niederen nach den höheren Schulen hin steigt, aber doch nur um 1 m: 12·8 : 12·9 und 11·4 : 12·5 m.

Was die Geschlechter betrifft, so sahen durchschnittlich die Knaben etwas weiter.

24524 Knaben lasen bis 315789 m; also war Sd = 12·8.

22 209 Mädchen lasen bis 256 177 m; also war
Sd = 11·5 m.

Betreffs der Sd in den verschiedenen Lebensjahren giebt folgende Tabelle nur derer, die bis
6 m und weiter lasen, Aufschluss:

Tabelle XIII.

Jahre	Untersuchte	lasen bis m	Sd	
5	61	644	10·6	
6	5311	59007	11·1	
7	5776	65302	11·3	
8	6226	73747	11·8	11·5
¦9	5465	66085	12·1	
10	5910	73091	12·4	
11	4834	59910	12·4	
12	5425	68631	12·6	
13	4593	59035	12·8	12·8
14	1690	22387	13·2	
15	517	6786	13·1	
16	365	4717	12·9	
17	217	2817	13·0	
18	129	1719	13·3	
19	88	1130	12 9	12·9
20	43	567	13·2	
⟩ 20	41	515	12·6	
	46691	566090	12·1	

Es steigt also die durchschnittliche S von Jahrfünft zu Jahrfünft von **11·5: 12·8: 12·9**.

Man darf wohl kaum annehmen, dass durch Uebung eine grössere Sehleistung erzielt wird; wahrscheinlicher ist die Erklärung, dass sich ältere Schüler mehr Mühe geben, bis an die Grenze ihrer Leistung zu gelangen. Die Steigung ist überhaupt nur eine sehr kleine. Aber viel interessanter ist es, dass bei den Gesunden in den 3 Jahrfünften die Sd bestimmt nicht abnimmt.

Was endlich die Sd nach Klassen anbetrifft, so ergiebt sich folgende

Tabelle XIV.

Klasse	Volksschule Knaben	Volksschule Mädch.	Mittelschule Knaben	Mittelschule Mädch.	Höhere Schule Mädch.	Höhere Schule Knaben
IX	—	—	—	—	10·1	11·2
VIII	—	—	—	12·2	11·9	12·3
VII	—	—	—	12·1	11·2	12·2
VI	11·4	10·6	—	11·7	11·6	12·8
V	12·1	10·9	—	11·8	12·6	13·2
IV	12·5	11·6	14·0	12·6	11·9	13·4
III	12·8	11·7	14·0	11·4	12·3	13·1
II	13·2	11·8	13·8	11·6	12·6	13·4
I	13·6	12·1	13·7	10·8	12·6	12·7
	12·6	11·5	13·9	11·8	12·0	13·0

Es steigt also in den meisten Anstalten der Durchschnittsgrad von den unteren zu den oberen Klassen; eine kleine Ausnahme machen die Mittelschulen, bei denen Sd von unten nach oben von 12·2 auf 10·8 bei Mädchen und von 14 auf 13·7 bei Knaben fällt.

In den Volkschulen aber steigt Sd von VI bis I von 11·4—13·6 bei Knaben, von 10·6 auf 12·1 bei Mädchen.

In den höheren Mädchenschulen steigt die Zahl von 10·1 bis 12·6, in den Gymnasien von 11·2 bis 12·7.

Cap. VIII.
Die höchsten Sehleistungen.

Schon oben in Cap. V setzte ich auseinander, dass einzelne Beobachtungsfehler vorgekommen sein können, indem die Schüler entweder einige Meter weiter, als sie wirklich sahen, noch richtig riethen, oder indem einzelne Freunde ihnen durch Vorsagen oder Zeichen geholfen haben. Bei den mittleren Sehleistungen kann der Fehler, wie oben angedeutet, wohl vernachlässigt werden, zumal ich in obigen Tabellen Gruppen nicht von 1 zu 1 m, sondern von 3 zu 3 m und sogar von 6 zu 6 m gebildet habe.

Anders lag die Frage bei den enorm hohen Sehleistungen, die von manchen Forschern, welche Aehnliches nie gesehen haben, gern angezweifelt werden.

Einer Privatmittheilung aus einem Gymnasium zufolge sollte ein 8jähriger Knabe bis 44 m richtig gelesen haben; als ich bat, die Prüfung zu wiederholen, theilte mir der Oberlehrer mit, dass trotz aller Vorsicht ein Irrthum untergelaufen sei, und dass der Schüler nur bis 20 m lesen könne.

Ein anderer Fall wurde mir aus einer höheren Töchterschule gemeldet, wo ein 14jähriges Mädchen bis 31 m gelesen haben sollte.

Welches sind denn nun die höchsten bisher veröffentlichten Sehleistungen?

Sie sind von mir in Aegypten*) beobachtet worden, und ich habe schon im Cap. I erzählt, dass ich am 15. März d. J. gemeinsam mit Herrn Dr. Eloui-Bey, dem Schularzt von Cairo, in der Khedivialschule eine achtfache Sehleistung festgestellt habe. Von irgend welcher Beihilfe der Mitschüler konnte nicht die Rede sein; denn diese waren 50 m von der Tafel aufgestellt und sahen so wenig von den Haken als wir, die wir nur mit Operngläsern die Angaben des 16jährigen Aegypters Achmed Helmi controliren konnten. Bei 48 m gab er achtmal richtig die Stellung der Haken an; bei 50 m strengte es ihn „schon" an. Ein frenetischer, morgen-

---

*) H. Cohn, Untersuchungen über die Sehleistungen der Aegypter. Berl. klin. Woch. 1898. No. 20; daselbst auch die Berichte über die Messungen anderer Autoren bei Naturvölkern.

ländischer Beifall der versammelten Lehrer und Schüler brach bei dieser enormen Sehleistung aus.

Die zweithöchste Sehschärfe fand ich, wie auch schon oben erwähnt, in Cairo bei der Prüfung einer Regierungs-Mädchenschule, in der Ecole d'Abbas, bei einer Schülerin Namens Asmah, deren Vater Aegypter und deren Mutter Circassierin ist, und die noch obenein grosse Körner im oberen Augenlide, d. h. echte ägyptische Augenentzündung seit einem Monate hatte. Auch dieses zwölfjährige Mädchen habe ich wiederholt mit Dr. Eloui-Bey untersucht und mich überzeugt, dass sie sicher bis 38 m las, also eine mehr als sechsfache Sehleistung ($S = 6\cdot3$) besass.

Am Fusse der Cheops-Pyramide[1]) habe ich im Febr. d. J. einen Beduinen, Namens Derwisch, mit der Tafel geprüft; er las ohne jede Beihilfe sicher bis 36 m, hatte also eine sechsfache Sehleistung.

Auch fand ich unter den ägyptischen Soldaten, die ich gemeinsam mit Dr. Bitter, dem Chef des hygienischen Instituts, auf dem Kasernenhofe der red baraks bei Cairo untersuchte, einen 25 jährigen Recruten, Abdallah Ganim aus Tanta, der bis 30 m richtig las, also fünffache Sehleistung zeigte.

———

[1]) Am Fusse dieser grossen Pyramide, welche Cheops (etwa 2600 vor Christus; 4. Dynastie des alten Reiches) errichtete, und die man heut von Cairo aus bequem zu Wagen in $1\frac{1}{2}$ Stunde erreicht, befinden sich stets eine Anzahl von Beduinen, welche höchst zudringlich sind

Dr. Kotelmann hat im Jahre 1884 in Hamburg im zoologischen Garten einen 28jährigen Kalmücken Namens Sansché wiederholt geprüft, der die Tafel bis 39 m las, also zweifellos über sechsfache Sehschärfe (S=6·4) besass.

---

und durchaus den Fremden auf und in die Pyramiden führen wollen. Andere wieder bieten Dromedare zum Ritt in die Wüste an. Diese Beduinen gehören nach Schweinfurth zum Stamme der Nagâma.

Ich untersuchte die 7 Beduinen, die uns an dem sonnenhellen 16. Februar bei dem Kameelritt um den Sphinx (die Sphinxe in Aegypten sind männlich) und um das Pyramidenfeld begleitet hatten. Die Erklärung, um was es sich bei den ihnen selbst interessanten Versuchen handle, war sehr schnell durch Zeichensprache gegeben und verstanden; mein arabischer Dolmetscher war kaum nöthig. Sie heuchelten zwar anfangs, dass sie Deutsch verständen, indem sie fortwährend schrieen: „Schneidig, schneidig, pyramidal, in Berlin jewesen"; bald aber zeigte sich, dass sie nur diese deutschen und wenige englische Vocabeln kannten und ausschliesslich arabisch sprachen.

Ich machte mir Nachmittags zwischen 4 und 5 Uhr an der Nordseite der Cheops-Pyramide im Schatten derselben durch Steinhäufchen eine Skala von 24 m und liess die Beduinen näher treten, bis 4 Mal die Haken richtig angegeben wurden.

Das sind die höchsten bekannt gewordenen
Sehleistungen. — —

Fälle von 2—3facher S. sind garnicht so selten,
wie Tabelle XV u. XVI lehren, die ich aus 274 Be-

Zwei derselben, 27 Jahre und 40 Jahre alt, lasen
bis 8, zwei 27jährige lasen bis 9, einer, 37jährig, bis
10 und ein 35jähriger bis 12 m. Dagegen war der
oben genannte 18jähriger Beduine, Derwisch, im Stande,
noch jenseits 24 m die Haken zu sehen, und unser Erstaunen wuchs, als er selbst bei 36 m noch ganz richtige
Angaben machte. Bei 40 m Entfernung waren die Be-
zeichnungen unsicher, wenn auch noch manchmal richtig.
Die Versuche wurden ganz einwandsfrei vorgenommen;
von einer Beihilfe durch seine Genossen war gar keine
Rede; denn diese sahen eben sämmtlich schon nichts
mehr in der halben Entfernung.

Uebrigens untersuchte ich die 7 Beduinen auch auf
Trachom, fand aber bei keinem eine Andeutung. Im
Allgemeinen wird immer behauptet, dass die Beduinen
gegen die Körnerkrankheit immun seien. Mein Freund, Herr
Prof. van Millingen in Constantinopel, theilte mir aber
brieflich mit, dass er gerade bei allen den 7 Beduinen,
die er im vorigen Jahre auf der Spitze der Cheops-
Pyramide antraf, Trachom gefunden habe. v. Millingen
meint, dass die Beduinen in der Wüste wahrscheinlich
trachomfrei seien, dass sie aber in Berührung mit den
Fellachen ebenfalls angesteckt werden; die Race übe
also keinen Einfluss aus.

obachtungen bei Naturvölkern und aus 2620 Beobachtungen bei Culturvölkern zusammengestellt
habe. Sie kamen bei Wilden in 40% vor; bei den
Schreiberhauer Kindern fand ich sie schon vor 27 Jahren
in 47%, bei den Helgoländern in 30%; Seggel sah

Wer das endlose „Bakschisch"-Geschrei aller Ein-
geborenen in Aegypten kennt, wird sich nicht wundern,
zu hören, dass die Beduinen, nachdem sie die Haken
gelesen, mit dem reichlichen Bakschisch, das ich ihnen
gegeben, wie alle Afrikaner, nicht zufrieden, meinen
Wagen, der in der Nähe der Pyramiden hielt, um-
zingelten und mit der ihnen eigenen Zudringlichkeit
mich nicht abfahren lassen wollten, bevor sie nicht
neue Summen erhielten. In dieser Situation kam der
in der Nähe postirte ägyptische Polizeibeamte heran
und trieb die Beduinen, zu denen sich eine Masse
anderer Araber gesellt hatte, auf die in Aegypten einzig
wirksame Weise, mit einem gehörigen Stock (mit
welchem jeder ägyptische Polizist bewaffnet ist), aus
einander. Als wir endlich fortfahren konnten, lief
dieser Polizeimann hinter dem Wagen her und verlangte
— echt ägyptisch — für seine Hilfeleistung selbst ein
Bakschisch, das er natürlich erhielt. —

Am 3. März sah ich in Luxor in Ober-Aegypten
zum ersten Male einige Bischarin, tief dunkel-bronce-
braune Leute, dürrhalsige, halbnackte Aethiopier, die
ihren kolossalen, schafwollenartigen Haarbusch hoch auf-
gerichtet tragen, den sie mit Hammelfett salben, und in

sie bei den Artilleristen in München in 15% und Seitz bei den Artilleristen in Neu-Ulm sogar in 62%.

Die Zahl 37% unter den Breslauer Schulkindern ist also wohl hoch, aber doch nicht alleinstehend.

---

dem sie Querstäbe befestigen, — gefährlich aussehende, ganz wilde Gesellen, die in der nubischen Wüste ein primitives, kümmerliches Nomadenleben führen sollen. Nach Lepsius sind sie wahrscheinlich die Nachkommen der alten Blemmyer; sie sprechen die Bedauie-Sprache, welche zu den hamitischen Sprachen gehört.

Herr Tadros, ein Aegypter, der Sohn des deutschen Consuls in Luxor, der vorzüglich deutsch spricht und schreibt, und der mir in dankenswerther Weise viele Trachomkranke zum Studium zuführte, hatte auch die 6 Bischarius bewogen, sich einer Prüfung ihrer Sehleistung im Freien, Nachmittags 4 Uhr, in der Nähe des Consulats in Luxor, zu unterziehen.

Sie begriffen in wenig Minuten, um was es sich handle. Der 40jährige Abdallah las die Haken nur bis 6 m, der 25jährige Ali bis 13, der 20jährige Achmed und der 30jährige Hissein lasen sie bis 16 m, der 12jährige Mohammed sowie der 50jährige Hussan lasen sogar bis 17 m, hatten also fast 3fache S.

Es wäre sehr wichtig gewesen, eine grössere Zahl von Leuten dieses Stammes, deren Augen noch nie geprüft worden, und die weder lesen noch schreiben gelernt haben, zu untersuchen. Allein nur vereinzelte von den Bischarin kommen nach Ober-Aegypten. Nun

Fälle von 3—4 facher S konnte ich bei den Naturvölkern nur in 1 %, bei civilisirten in 3·4 % zusammenstellen.

———   ———

erfuhr ich, dass hinter Assuan, nicht weit vom ersten Cataract des Nil, zur Zeit eine grosse Horde von Bischarin ein Zeltlager aufgeschlagen habe.

Am Morgen des 6. März ritt ich daher von Assuan aus zu ihrem Lager in der arabischen Wüste, begleitet von zwei Dolmetschern; der eine sprach gut arabisch, der andere verstand die Bedauie-Sprache und behauptete, die Leute näher zu kennen. Mit Mühe hatte ich, wie oben im Cap. III. bereits erwähnt, von tropischer Sonne (33° R, keine Wolke am Himmel) und von unzähligen unabweisbaren Fliegen (der alten ägyptischen Plage) gepeinigt, mittels kleiner Steinhäufchen in der Nähe der kläglichen Zelte der Bischarin mir eine Bahn von 24 m auf dem Wüstensande markirt. Die erste Prüfung mit einem 11jährigen Knaben, der die Aufgabe leicht begriffen und die Haken bis 11 m richtig erkannt hatte, war eben beendet, als der älteste der Bischarin, einer sehr trotzigen und wilden Bande, herankam und erklärte, unter keiner Bedingung die Fortsetzung der Untersuchung zu gestatten — aus Aberglauben, dass dieselbe den Augen schaden könne!

Natürlich versuchte ich durch das Zauberwort „Bakschisch" ihn und seine Stammesgenossen zu gewinnen; allein es wurde mir trotz aller Verhandlungen

Die meisten so hohen Fälle sah Seitz in Neu-
Ulm, nämlich 90 unter 468 Artilleristen, d. h. 19 %;
er hat sie mit meiner Tafel gefunden.

---

der Dragomane stets erwidert: „Selbst für 100 Pfund
Sterling wird die Sehprüfung nicht erlaubt." Nur die
Blinden und Augenkranken schleppte der Schech herbei,
an denen mir weniger gelegen war. Unter 20 Leuten
zeigten 8 altes, abgelaufenes Trachom (ägyptische
Augenentzündung) mit Einwärtswachsen der Wimpern
und Trübung der Hornhaut (Trichiasis und Pannus);
die anderen hatten weisse Hornhauttrübungen (Leukome).
Also auch diese uncivilisirten Wüstenbewohner sind
nicht immun, sondern leiden wohl an Trachom.

Betreffs ihrer Sehschärfe kann ich aber nichts mit-
theilen; ich musste unverrichteter Sache wieder nach
Assuan zurückreiten. Später hörte ich von einem belgi-
schen, in Ober-Aegypten lebenden Collegen, dass diese
Bischarin-Karawane sich nicht mehr von Aerzten untersuchen lasse, weil sie vor einigen Wochen von einem
französischen Anthropologen, der ihre Schädel gemessen,
zu sehr gequält worden seien.

In Luxor hatte ich die Freude, zwei Abende gemeinsam mit Herrn Prof. Dr. Schweinfurth zu ver-
leben, ihm die einfache Untersuchungsmethode zu zeigen
und ihm mein Täfelchen zu übergeben. Ich hoffe, dass
dieser berühmte Afrikaforscher bei seinen häufigen
Reisen in den Sudan doch noch eine grössere Zahl dieser
Wilden mit der Tafel prüfen wird. Es wäre dies von

Von unseren 52 159 Breslauer Kindern lasen jetzt 1825, d. h. $3 \cdot 4 \%$, auf 18—24 m, was ganz genau übereinstimmt mit dem Durchschnitt aus 2620 Untersuchungen (siehe Tabelle XV und XVI*).

Ich hätte übrigens gern diese 1825 Kinder persönlich nachgeprüft; bei der grossen Zahl war es aber nicht möglich.

Dagegen schien es mir unerlässlich, die 42 Kinder nochmals persönlich nachzuprüfen, welche nach den Listen weiter als 24 m gelesen hatten, die also die besten Augen in Breslau besassen. Es handelt sich ja auch darum, die höchsten Sehschärfen in Deutschland sicher festzustellen. Dies konnte in einer Stunde geschehen.

Daher ersuchte ich am 8. November d. J. die Herren Directoren und die Vorsteherinnen der 6 höheren Schulen sowie die Herren Rectoren der 25 Volksschulen, in denen die 42 Kinder mit S > 4 notirt waren, mir diese noch einmal zu einer Nachprüfung auf den Turnplatz für Sonntag, 13. Nov. Mittag 12 Uhr zu bestellen, und wenn möglich selbst oder in Begleitung der Herren Lehrer, welche die

---

Wichtigkeit, da sie von der Cultur noch gänzlich unbeleckt sind und gewissermaassen das Urauge zeigen.

*) Vgl. Berl. Klin. Woch. 1898 No. 20; meine dortige Tabelle ist hier um die neuen Befunde der Dahomey-Neger, die ich erst am 14. Dec. d. J. in Breslau untersucht habe, und der Breslauer Schulkinder erweitert.

Tabelle XV. Sehleistungen der Naturvölker.

No.	Untersucher	Jahr	Untersuchte	S = 1·1—1·5	S = 1·6—2	S = 2·1—2·5	S = 2·6—3	S = 3·1—3·5	S = 6	S = 6·4	S > 1 Summe
1	H. Cohn..	1879 Juli	4 nubische Neger	2	1	1	—	—	—	—	4
			6 Hadendoa	—	4	2	—	—	—	—	6
			1 Halenga	—	—	1	—	—	—	—	1
2	Kotelmann	1879 Nov.	7 Lappländer	—	1	5	1	—	—	—	7
			13 Nubier	—	2	4	7	—	—	—	13
			3 Patagonier	—	2	1	—	—	—	—	3
3	Seggel....	1883	6 Chippeway-Indian.	6	—	—	—	—	—	—	6
4	Kotelmann	1884	17 Kalmücken	3	1	4	6	2	—	1	17
			20 Singhalesen	1	5	12	2	—	—	—	20
			3 Hindus	1	—	1	—	1	—	—	3
5	Seggel....	1894	15 Lappländer	2	3	3	—	—	—	—	8
			4 Hawayer	2	1	—	1	—	—	—	4
6	K. Ranke	1895	5 Bakairi	3	2	—	—	—	—	—	5
7	H. Cohn...	1896	100 Helgoländer	16	40	22	8	—	—	—	86
8	H. Cohn...	1897	21 Kalmücken	3	6	8	3	—	—	—	20
9	II. Cohn...	1898	7 Beduinen an den Pyramiden	4	2	—	—	—	1	—	7
			6 Bischarin i. Assuan	—	1	4	—	—	—	—	5
			36 Dahomey-Neger	2	12	8	10	1	—	—	33
			274	45	84	76	37	4	1	1	248
				16%	30%	28%	13%	1·0%	0·4%	0·4%	90%

No.	Untersucher	Jahr	Untersuchte	S=1·1—1·5	S=1·6—2	S=2·1—2·5	S=2·6—3	S=3·1—3·5	S=3·6—4	S=4·1—4·5	S=5	S=6·2	S=8	S>1 Summa
1	H. Cohn	1871	244 Schulkinder Schreiberhau	38	85	104	10	—	—	—	—	—	—	237
2	Burchardt	1873	474 Artilleristen Cassel	161	193	8	2	—	—	—	—	—	—	364
3	H. Cohn	1874	100 Greise Schreiberhau	70	17	1	—	—	—	—	—	—	—	88
4	Reich	1879	140 Georgier Infanteristen	67	45	5	—	—	—	—	—	—	—	117
5	H. Cohn	1896	100 Helgoländer Marine-Mannsch.	10	36	35	7	1	—	—	—	—	—	89
6	Seitz	1897	468 Artilleristen Neu-Ulm	16	47	128	164	80	10	4	—	—	—	449
7	Seggel	1897	930 Artilleristen München	362	372	130	10	1	—	—	—	—	—	875
8	H. Cohn	1898	100 ägyptische Rekruten	40	35	6	1	2	—	1	1	—	—	86
			42 Schüler Cairo	15	8	2	—	—	—	—	—	—	1	26
			22 Schülerinnen Cairo	7	5	3	—	1	—	—	—	1	—	17
			2620	786	843	422	194	85	10	5	1	1	1	2348
				30%	32%	16%	7·4%	3·2%	0·4%	0·2%	0·04%	0·04%	0·04%	90%
9	H. Cohn	1898	52159 Breslauer Schulkinder	8428=	15282=	13241=	6649=	1631=	194=	42=	—	—	—	
				16%	29%	25%	12%	3·1%	0·3%	0·08%	—	—	—	85%

Zusammengefasste Prozente (Reihe 9): 16% + 29% = 45%; 25% + 12% = 37%; 3·1% + 0·3% = 3·4%.

Kinder vorgeprüft hatten, die Controlle gemeinsam mit mir vorzunehmen.

Auch hier begegnete ich wieder dem liebenswürdigsten Entgegenkommen der Leiter aller Anstalten; nur der Prorector des Johannes-Gymnasiums, Herr Professor Dr. Fechner lehnte energisch ab.*)

---

*) Herr Professor Fechner glaubte meinem Gesuch nicht entsprechen zu sollen, weil weder ein öffentliches noch ein Unterrichts-Interesse bei dieser Prüfung zu erkennen wäre; ferner verhehlte er mir nicht, dass die Anzweifelung des Resultates der von den Lehrern vorgenommenen Untersuchung für diese selbst verletzend ist. Auch sei es schwer glaublich, dass ein Schüler eine Täuschung geübt habe. — Ich konnte natürlich nur erwidern, dass mir nichts ferner gelegen, als einen der Herren Lehrer zu verletzen, dass ich im Gegentheil allen Herren, welche die mühsame Untersuchung angestellt, zu grösstem Danke verpflichtet sei, dass aber selbst die hervorragendsten Naturforscher nichts Verletzendes darin gefunden haben, wenn man merkwürdige Ergebnisse, die sie mitgetheilt, einer Nachprüfung unterzog.

Herr Professor Fechner gab mir anheim, wenn ich die Nachprüfung bei den 6 Schülern seines Gymnasiums zu machen wünsche, erst das Provinzial-Schul-Collegium um die Erlaubniss zu ersuchen.

Dieser Aufforderung kam ich aber wegen der überflüssigen Weitläufigkeiten, die ich betreffs der Ablehnung

Von den 42 notirten Schülern kamen 39 (meist mit ihren Lehrern) am 13. Nov. zur erneuten Prüfung. Zwei von den nicht Erschienenen waren zu Michaelis abgegangen.

Freilich war am 13. November das Tageslicht Mittag von 12—1 Uhr nicht wie im August, wo die Vorprüfung gemacht worden war, allein wir hatten Sonnenschein und nur ganz leichtes helles Gewölk, keinen grauen Himmel. Ich und meine Assistenten prüften erst unsere eigene Sehleistung mit der Tafel und fanden nur unerhebliche Differenzen gegen unsere Sehleistung im Sommer.

Kleine Verringerungen der S gegen die im August gefundenen Zahlen wären also immerhin erklärlich. Dass aber die in der Jahreszeit gelegene schwächere Beleuchtung diejenigen Augen, die wirklich eine so enorme S besitzen, nicht zur Verringerung der Sehleistung veranlasst, beweisen diejenigen Schüler, die ebensoweit wie im August sahen; ja einer, der 17jährige Secundaner Loewe vom Johannes-Gymna-

seitens des Herrn Director Dr. Moller (vergl. oben Cap. IV, Note) besprochen habe, und da die Paar Schüler in 10 Minuten nachgeprüft werden konnten, nicht nach, sondern ich wendete mich sogleich brieflich an die 6 Schüler selbst. Sie kamen auch sämmtlich pünktlich in die Turnhalle zur nochmaligen Untersuchung, und diese zeigte sich auch sehr nöthig.

sium hatte im August bis 25, im November vor meinen
Augen sicher bis 27 m gelesen.

Dagegen waren manche sehr hohe Leistungen
irrthümlich eingetragen worden.

Ein 12jähriger Knabe war mit 35 m notirt, ich
fand nur 22 m; ein 14jähriges Mädchen las nicht bis
31 m, sondern nur bis 24 m.

Von 2 Schülern, die auf 28 m gesehen hatten,
las heut einer auf 27, der andere aber nur auf 15 m!
Hier muss also ein grosser Beobachtungsfehler geschehen sein.

Von den 42 Schülern, welche weiter als 24 m
gesehen haben sollten, blieben nur 7 übrig, die wirklich S > 4 zeigten. Zwei 12jährige Schüler: Wunder,
Quintaner aus dem Johanneum und Schumacher
aus der 1. Klasse der 36. ev. Volksschule lasen
sicher bis 25 m; fünf andere aber lasen vor unseren
Augen bei immer erneuten Proben zweifellos bis
27 m. Diese fünf haben also $4^1/_2$fache Sehleistung und besitzen die besten Augen unter
der Breslauer Schuljugend.

Es sind 2 Schüler und 3 Schülerinnen: der oben
schon genannte 17jährige Secundaner Loewe vom
Johanneum und der 15jährige Secundaner Schmidt
von der Oberrealschule.

Die 3 Mädchen kamen aus Volksschulen; es waren
die 12jährige Klinke (evang. Schule 28, Kl. 1b), die
10jährige Schilke (evang. Schule 48, Kl. 2) und die
9jährige Frieda Hagendorff (dieselbe Schule, Kl. 4).

Hier liegt kein Beobachtungsfehler vor; ich habe mich mit meinen Assistenten und einer Anzahl von Lehrern von der Richtigkeit der Angaben überzeugt.

Ich habe die seltene Gelegenheit benützt, mit meinen Assistenten so scharfsehende Augen auch auf die Distanz zu prüfen, bis zu welcher sie noch feinste Diamantschrift lesen.

D ieselbe Thiergattung, welche im östlichen Europa mit Bären und Wölfen kämpft, wird unter einem andern Himmelsstriche von den Angriffen der Tiger und Crocodile bedroht.

23   35   74   13   85   97   59   54   31   92   58

Diese annähernd nach Schweiggers Tafeln gedruckte Schrift soll auf 30, die Ziffern auf 35 cm vom gesunden Auge gelesen werden. (Die Ziffern sind bei Schweigger allerdings noch dünner und kleiner.) Sie wurden aber fast doppelt so weit auf 56—65 cm, also unter einem halb so grossen Gesichtswinkel gelesen.

Die fünf Schüler, welche in der Ferne bis 27 m lasen, sahen diese Zahlen bis 61, 65, 60, 60, 57 cm. Ein Schüler, der bis 26 m gelesen, sah die Zahlen bis 60 cm; einer, der bis 25 m gelesen, sah die Zahlen bis 57 cm; einer, der bis 23 m gelesen, sah die Zahlen bis 61 cm, und einer, der bis 21 m gelesen, sah die Zahlen bis 56 cm.

Natürlich ist eine genaue Messung sehr schwer, da in Zerstreuungskreisen selbst bei so kleinen Ziffern und Buchstaben immer noch manches gerathen werden kann.

Merkwürdig war die Behauptung eines Tertianers (Gude), das er mit dem rechten Auge allein weiter sehe, als mit beiden zusammen, und in der That

zeigten unsere weiteren Prüfungen, dass er mit beiden
Augen gemeinsam nur bis 18, mit dem rechten Auge
allein aber bis 23 m las; er hatte sich gewöhnt,
immer nur mit dem rechten Auge allein in die Ferne
zu fixiren.

Von den 42 Schülern, die mit S > 4 notirt waren,
blieben also in Wirklichkeit nur 7 bei dieser Entfernung, 16 hatten 3.—4fache, 11 nur 2½fache S,
jedenfalls immer noch sehr vortreffliche Sehleistungen.

Höhere Leistungen als bis 27 cm kamen
in Breslau sicher nicht vor.

Wie man die Fehlerquellen in Zukunft zu
meiden habe, ist oben im Cap. V auseinander
gesetzt worden. Gewiss ist es auch wünschenswerth,
dass bei den seltenen Fällen, wo weiter als 24 m
gesehen wird, die Proben nicht 3mal, sondern 10mal
wiederholt werden, wie ich es in Aegypten gethan,
damit jedes Rathen ausgeschlossen bleibe.

Da sich nun herausgestellt hat, dass „die Wilden
gar nicht bessere Menschen" sind als wir, wenigstens
betreffs der Sehleistung, so müssen wir nachforschen,
worauf denn ihre grossen Leistungen im Gegensatz
zu den Augen der Forscher beruhen. Es stimmen
doch alle Reisenden darin überein, dass die Naturvölker schärfer sehen, als die civilisirten; das Falken-
auge des Indianers ist sprichwörtlich geworden.

A. v. Humboldt erzählt (Kosmos, Bd. 3, S. 69), dass die Indianer in Chillo seinen Freund Bonpland, der den $3^7/_{10}$ geographische Meilen entfernten Basaltkegel des Pichincha erklommen, mit blossen Augen früher sahen, als ihn Humboldt mit dem Fernrohre fand.

Bergmann[1]) erzählt: Ein Kalmück rief seinem mit ihm verirrten Genossen zu, dass er jemanden auf einen Schecken einen Hügel hinanreiten sehe. Die übrigen, die sich hierdurch verleiten liessen, der angezeigten Spur nachzureiten, fingen schon an, über den Irrthum ihres Gefährten und über ihre eigene Leichtgläubigkeit zu spotten, als sie nach einem Ritt von 20 km neben einem Hügel anlangten, wo ein betrunkener Kalmück eingeschlafen war, während sein scheckiges Pferd mit zusammengeschnürten Füssen unbeweglich neben ihm stand.

Stanley berichtet, dass die Waganda mit ihren Augen die Leistungen eines guten Fernrohrs übertrafen, und Fischer theilte Herrn Dr. Kotelmann mit, dass die Elephantenjäger in Ostafrika öfter Antilopen mit blossem Auge wahrnehmen, die er nicht mit seinem Opernglase zu erkennen vermochte.

Sehr lesenswerth ist die neue Arbeit von K. Ranke[2]), welcher allerdings nur 5 südamerikani-

---

[1]) Litteratur siehe oben in der Note im Cap. I.

[2]) Correspondenzbl. f. Anthropologie. Octbr. 1897. S. 113.

sche Indianer aus den Dörfern des Schingu untersuchte. Sie wohnen am Paranatinga, einem Neben-
flusse des Tapajoz in Central-Brasilien, heissen B a -
k a i r i und schiessen noch mit Pfeil und Bogen.
R a n k e fand mit S n e l l e n s Haken, dass sie $S = {}^{12}/_{10}$
${}^{14}/_{10}$, ${}^{15}/_{10}$, ${}^{18}/_{10} - {}^{20}/_{10}$ hatten, viel weniger, als er
nach ihren ausgezeichneten Schiessleistungen erwartet
hatte.

Die Furcht der Bakairi vor den gefährlich aus-
sehenden Sehproben beseitigte R a n k e „durch Glas-
perlen, die er verheissungsvoll seiner Hosentasche
entnahm, die wie der Fortunatussäckel niemals leer
zu werden schien".

R a n k e erzählt nun in seinem hochinteressanten
Aufsatze: „Die Bakairi schossen auf den Strom-
schnellen des Flusses mit dem Pfeil eine Anzahl
Fische, — eine ausserordentliche Leistung sowohl
wegen der Schnelligkeit der Bewegung und der Un-
deutlichkeit, mit der man den Fisch nur wie einen
Schatten am Canoe vorbeihuschen sieht, als auch
wegen der richtigen Schätzung der Strahlenbrechung
im Wasser, die uns den Fisch an anderer Stelle erscheinen lässt, als er sich befindet. — Sie sahen
einen in den Aesten eines n a h e n Baumes versteckten
Affen oder Auerhahn (den R a n k e vergeblich suchte);
sie schossen in einem Busch, an dem sie g a n z d i c h t
vorbeifuhren, mit ihren 2 m langen Pfeilen ein en
Leguan herunter, der nur schwer von der gleich-
farbigen Umgebung zu unterscheiden war." — Auch

konnten sie auf mehrere 100 m angeben, ob ein
Reh ein Bock oder eine Gais sei; ebenso konnten
sie sicher einer Spur folgen, während Ranke auf
dem Boden, der steinig war, vergeblich eine Spur
suchte.

Dis letztgenannten Wunder erklärten sich sehr
bald, obgleich die Bakairi nur eine 1—2fache Sehschärfe zeigten. Nicht durch anatomische Merkmale,
etwa durch die Entfernung der Spitze des Geweihes
vom Ohre konnten die Indianer auf mehrere hundert
Meter Bock oder Ricke unterscheiden, sondern an
einem eigenthümlichen Galoppsprunge erkannten
sie die Böcke. Hätte Ranke aus der Entfernung
der Spitze des Geweihes vom Ohr den Sehwinkel
berechnet, so hätte er „eine mindestens 10fache
Sehschärfe" herausrechnen können. (Ein Förster aus
dem schlesischen Gebirge erklärte auch mir vor
kurzem, dass er aus dem Gange, nicht aus dem
Geweih auf sehr grosse Entfernungen das Geschlecht
der Rehe erkenne.) —

Die Bakairi zeigten auch Ranke den Kniff,
dass man nicht nahe vor sich auf den Boden starren,
sondern in einer Entfernung von 15—20 m schräg
auf den Boden blicken müsse, so dass auch er dann
die Spur als ein Stück einer Schlangenlinie sah.

Ranke meint, dass die Indianer selbst noch
für grosse Entfernungen, auf 500 m, auf 10 und
20 km sogar, ihre Accommodation bewusst scharf
einstellen können. Ich gehe auf diese schwierige

theoretische Frage hier nicht ein, möchte jedoch betonen, dass die Indianer ihre Hauptleistungen ja bei nahen Bäumen, bei nahen Spuren zeigten. Es wird also wohl die Aufmerksamkeit auf den Gegenstand das Wesentlichste sein. Sehr treffend sagt auch Ranke selbst: „Der Indianer erhält seine Aufmerksamkeit in beständiger Spannung wegen der unaufhörlichen Lebensgefahr, in der er sich befindet, und wegen der Nothwendigkeit, sein Leben vom Ertrag der Jagd zu fristen; daher die Feinheit der Schulung seiner Aufmerksamkeit. Daher auch die von uns Weissen angestaunte Orientirungsgabe des Indianers im wegelosen Terrain, das schnelle Wiederfinden eines vor Jahren begangenen Weges. Uns immer in Gedanken versunkenen Europäern, die wir stundenlang dahinschlendern können, ohne uns der Umgebung voll bewusst zu werden, erscheint der Indianer fast wie durch einen eigenen Instinkt geleitet. — Man sieht hieraus, dass die ununterbrochene Aufmerksamkeit und das Bewusstsein der Wichtigkeit, die die äusseren Gegenstände haben, auch das Gedächtniss schulen."

Aus dieser Schulung der Aufmerksamkeit scheinen mir auch die von Humboldt und den anderen genannten Forschern vielbewunderten Leistungen der Wilden erklärlich; sie sahen Menschen, Pferde, Antilopen auf so grosse Distanzen nicht als Menschen, Pferde oder Thiere, sondern offenbar als Punkte, die sich bewegten, und sie waren eben geübt, ihre Aufmerksamkeit auf die kleinsten, fernsten, beweglichen Objecte zu richten.

Aus den oben mitgetheilten Tabellen der Sehleistungen unserer Kinder folgt, dass kein Grund vorliegt, warum nicht auch die Europäer durch Schulung ihrer Aufmerksamkeit zu so feinen Sehleistungen gelangen können, wie die Wilden; die gemessenen Sehschärfen sind ja gar nicht verschieden.

Warum wollen wir unsere Kinder nicht auch in dieser Hinsicht schulen? Ich stimme Ranke vollkommen bei, wenn er ausruft: „Der nahezu ununterbrochene Aufenthalt der Kinder im Zimmer, wie er in Städten leider nur zu oft vorkommt, muss sich beschränken lassen, selbst wenn es auf Kosten der Schulstunden sein müsste."

Cap. IX.

Die schlechten Sehleistungen jetzt und vor 33 Jahren.

A. Nach Schulen.

Betrachten wir nun die 5426 Schüler, welche nicht bis 6 m lasen, deren S also < 1 war, bezeichnen wir sie als Abnorme (Ab).

Tabelle XVII.

Schulen	Untersuchte	Davon S < 1	% S < 1
10 höhere Knab.-	4448	813	18·2
2 Präparanden Priv.-Knaben-	194	32	16·5
2 höhere öffentliche Mädchen-	669	108	16·1
8 höhere Privat-Mädchen-	1385	196	14·1
2 mittlere Privat-Mädchen-	456	64	14·0
5 mittlere öffentliche Mädchen-	1230	145	11·9
26 kath.Mädchen-Volksschulen .	8888	1062	11·8
2 mittlere öffentliche Knaben-	279	32	11·5
36 ev. Mädchen-Volksschulen .	12545	1389	11·0
37 ev. Knaben-Volksschulen .	13384	1007	7·5
24 kath. Knaben-Volksschulen .	8681	578	6·6
154 Schulen......	52159	5426	**10·5**

Stellen wir diese Zahlen nach Geschlechtern zusammen, so erhalten wir

Tabelle XVIII.

Knaben-Schulen	Unter-suchte	%/0 S < 1	Mädchen-Schulen	Unter-suchte	%/0 S < 1	Knaben- und Mädchen-Schulen	Unter-suchte	S < 1	%/(S < 1
Höhere	4448	18·2	Höhere	2054	14·8	Höhere	6502	1117	17·1
Mittlere	473	13·5	Mittlere	1686	12·4	Mittlere	2159	273	12·7
Volks-	22065	7·1	Volks-	21433	11·4	Volks-	43498	4036	9·3
Knaben	26986	12·7	Mädchen	25173	12·8	K. u. Mdch.	52159	5426	10·5

Diese Tabellen sind sehr lehrreich; sie zeigen uns, wie die Anzahl der Ab von den Volksschulen zu den Gymnasien und höheren Mädchenschulen steigt je nach dem Grade der Naharbeit, die die Schulen verlangen.

Im Ganzen sahen 10%/0 aller Kinder schlecht; allein das Verhältniss der Ab in niederen, mittleren und höheren Schulen ist wie 9 : 13 : 17%/0.

Zwischen Knaben und Mädchen im Allgemeinen ist kein Unterschied; denn sie hatten 12·7%/0 [und 12·8%/0. In den höheren Schulen überwiegt Ab allerdings bei den Knaben, welche 18%/0 zeigen gegenüber 15%/0 bei den Mädchen.

In den Mittelschulen ist der Unterschied unerheblich, 13:12%/0.

In den Volksschulen dominiren aber die Mädchen bedeutend mit 11%/0 gegenüber 7%/0 der Knaben. Eine Ursache dafür kann ich nicht angeben.

Vor 33 Jahren fand ich hier unter 10 060 Kindern in 33 Schulen 1730 Ab, d. h. 17·1%, in den städtischen Schulen allein 19·2%. Und in Schreiberhau sah ich im Jahre 1871 bei den im Schulzimmer untersuchten 240 Kindern nur 28 = 12% Ab. (Nur die normalen wurden damals unter freiem Himmel untersucht.) Diesmal waren in Breslau nur 10·5% Ab.

Da im Jahre 1865: 1730 Ab notirt wurden, die ich alle selbst untersucht habe, und da jetzt notorisch nur 5426 Schüler S < 1 gezeigt, so folgt mit Sicherheit, dass jetzt in Breslau nach 33 Jahren **nur halb so viel Kinder** schlechter sehen als damals; das Verhältniss ist 19·2% : 10·5%.

Im Jahre 1865 fand ich in

5 Dorfschulen	5·2% Ab,
20 Volksschulen	14·7% Ab,
2 Mittelschulen	19·2% Ab,
2 höh. Töchterschul.	21·9% Ab,
2 Realgymnasien	24·1% Ab,
2 Gymnasien	31·7% Ab,

bei 8574 Stadtschülern also 19·2%, bei 1486% Dorfschülern 5·2% S < 1.

Von 6367 Knaben hatten damals 18·8% S < 1, von 3693 Mädchen nur 14·3%.

Im Friedrichs-Gymnasium, das ich 1870 untersuchte, waren von 361 Schülern sogar 174 Ab = 48%.

Das Verhältniss vom Jahre 1865 zum Jahre 1898 ist also für die höheren Knabenschulen wie 32:18, für

die höheren Mädchenschulen wie 22:16, für die Mittelschulen wie 19:11, für die Volksschulen wie 15:9.—

Die Ursachen für die schlechten Sehleistungen der in diesem Jahre untersuchten
5426 Kinder kennen wir leider überhaupt nicht.
Sie sind eben diesmal leider nicht genauer untersucht
worden; wir wissen nicht, wie viele von ihnen kurzsichtig, übersichtig, schwachsichtig oder augenkrank waren.

Gerade diese Fälle von Ab habe ich vor
33 Jahren selbst geprüft (siehe oben Cap. I) und in
meinen „Untersuchungen der Augen von 10 060 Schulkindern" (Leipzig 1867) nach allen Beziehungen erörtert. Unter den damals als Ab notirten 1730
Kindern waren 1072 = **60**%₀ Kurzsichtige,
239 Uebersichtige = 14%, 429 Augenkranke = 26%.

Die 1072 Kurzsichtigen wurden damals besonders
eingehend geprüft, und die 3 Gesetze, die ich
betreffs der stetigen Zunahme der Kurzsichtigen
und ihres Kurzsichtigkeitsgrades nach der Höhe
der Schulen und der Klassen damals für die Breslauer
Schulen aufstellte (und die oben in der Einleitung S. 11
und 12 mitgetheilt wurden), sind in allen civilisirten
Ländern bei mehr als 200 000 Schulkindern von
139 Aerzten*) bestätigt worden. Die Versuche sind

---

*) Die Arbeiten und Ergebnisse dieser Aerzte sind
tabellarisch angeführt in meinem Lehrbuch der Hygiene
des Auges. Wien 1892, S. 215—234.

sogar zum Ueberdruss wiederholt worden. Seit
6 Jahren ist endlich Ruhe in den Wiederholungen
eingetreten, da nichts Neues mehr gefunden wurde.

Ganz gewiss beruht die Zunahme der Ab von
den niederen zu den höheren Anstalten auch jetzt
auf Zunahme von Kurzsichtigen; allein bestimmt
sind nicht alle 5426 Ab auch kurzsichtig.

Einen Theil der Letzteren werden wir noch im
nächsten Cap. unter den Brillenträgern finden.

Ich konnte diesmal nichts weiter thun, als die
Lehrer ersuchen, jeden der 5426 gefundenen Ab
schleunigst in eine der vielen hiesigen Polikliniken
für Augenkranke zu senden, damit dort die Ursache
der Sehschwäche gefunden und die nöthigen An-
ordnungen gegeben werden. Sicher kann die Sehleistung der allermeisten durch geeignete Brillen
verbessert, oft normalisirt werden. Und in der That
sind auch Tausende von Kindern damals in die Polikliniken gegangen und erhielten ärztlichen Rath und
Brillen; das war der praktische Gewinn der
Enquête; denn von den Meisten dieser Schüler wusste
bis dahin kein Lehrer, dass sie nicht normale Sehleistungen hatten; aber nicht alle Eltern hielten es
für nöthig, die Kinder zum Arzte zu schicken.

Es fehlt eben der Schularzt[1]), der alle Abnormen sorgsam nachprüft und beräth.

---

[1]) Vgl. H. Cohn, Ueber die Nothwendigkeit der
Einführung von Schulärzten. Leipzig 1886. Ferner

Jetzt, wo hoffentlich nach dem Muster von
Wiesbaden auch hier endlich Schulärzte werden
angestellt werden, könnten die im August gefundenen
5426 Ab, soweit sie noch nicht abgegangen, von den
Schulärzten genauer untersucht und die Diagnosen
veröffentlicht werden. Wir würden auf diese Weise
zum ersten Male einen Einblick in den Refractions-
zustand und in die Augenleiden der gesammten Breslauer Schuljugend erhalten, der gewiss einen interessanten Beitrag zur Morbiditäts-Statistik der Gross-
städte liefern würde.

B. Nach Lebensjahren.

Wenn man von den 5jährigen und den über
18jährigen absieht, von denen überhaupt nur ver-
hältnissmässig wenig Schüler vorhanden waren, so
zeigt die folgende Tabelle XIX und die graphische
Darstellung vom 6.—18. Lebensjahre eine **stetig
schön aufsteigende Reihe der Ab** von 6—37%
bei allen Kindern, von 4—38% bei den Knaben
allein, von 8—38% bei den Mädchen allein.

H. Cohn, Die Schularztfrage in Breslau. Vortrag. Zeitschrift für Schulgesundheitspflege, Nov. und Dec. 1898.

Tabelle XIX.

Jahre	Unter-sucht	S < 1	% S < 1 allerKinder	% S < 1 Knaben	% S < 1 Mädchen
5	68	7	10·3 ⎱ 8·4%	9·5 ⎱ 7·0%	10·6 ⎱ 9·6%
6	5686	375	6·6 ⎰	4·5 ⎰	8·7 ⎰
7	6250	472	7·5	6·1	9·1
8	6722	491	7·0	6·4	8·5
9	6028	557	9·2	6·7	11·6
10	6570	658	10·0	8·1	11·9
11	5436	599	11·2	9·5	12·5
12	6165	732	11·8	9·8	15·8
13	5264	664	12·6	9·8	15·5
14	1989	297	14·9	13·5	16·1
15	666	148	20·2	23·5	17·7
16	514	146	28·4	30·1	21·2
17	341	122	37·5	36·6	31·6
18	206	77	37·3	38·1	32·0
19	125	37	29·6 ⎱	27·6 ⎱	35·5 ⎱
20	70	26	37·1 ⎰ 31·9	41·1 ⎰ 33·8	26·2 ⎰ 36·2
> 20	59	18	30·5	32·9	47·0
	52159	5426	10·5	12·7	12·8

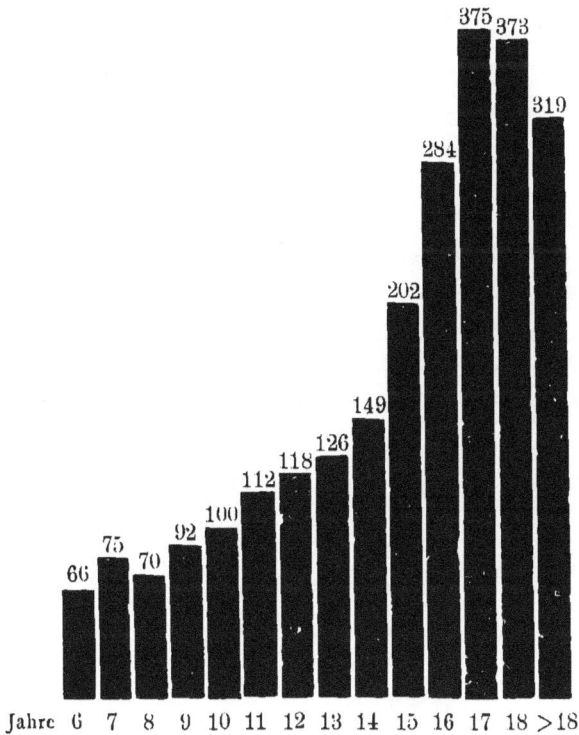

Graphische Darstellung der Ab $^0/_{00}$ nach Lebensjahren.

Nach Jahrfünften geordnet, findet man vom 5.—10. Lebensjahre: 8 %, vom 11.—15.: 14 % und vom 16—20: 35 % S < 1.

Diese Steigerung der Ab ist zweifellos dadurch bedingt, dass ein sehr grosser Theil derselben M y o p e n sind, deren Zahl, wie aus allen früheren Untersuchungen zweifellos folgt, von Lustrum zu Lustrum zunimmt.

C. Nach Klassen.

Etwa entsprechend der Steigerung nach Lebensjahren ist die nach Schulklassen.

Tabelle XX.

% S < 1	22065 Knaben-Volkssch.	21433 Mädchen-Volkssch.	1688 Mittel-Mädchsch.	959 Real-schüler	3489 Gym. u. Ob. Realschül.
IX	—	—	—	9·4	6·5 %
VIII	—	—	3·0	8·2	2·9
VII	—	—	5·3	6·8	7·9
VI	4·9	9·5	10·6	13·9	12·1
V	6·7	9·3	12·5	12·5	9·2
IV	6·5	10·6	12·7	13·1	11·9
III	7·0	11·7	20·8	181	23·9
II	8·5	12·8	13·4	26·7	33·2
I	9·8	14·3	22·5	42·7	36·8

Eine auffallend starke Zunahme der Ab findet in Klasse 3 der mittleren und höheren Schulen statt, wo die Zahl von 12 % : 20 %, von 11 : 23 steigt, um in den obersten Klassen auf 42 resp. 36 zu kommen. In dieser Klasse beginnt meist die Pubertät und mit ihr häufig die Kurzsichtigkeit.

Bei den höheren Knabenschulen gestalten sich die Reihen procentarisch so:

Tabelle XXI.

S < 1	Elisab.	Joh.	Matth.	Friedr.	Wilh.	Zwinger	Heilig. Geist.	Ob.Real- schule.	Schüler- Summe.	S < 1	%S < 1
VI	18%	6	19	4	32	6	7	6	488	59	12% {10
V	9	6	8	5	14	14	7	8	456	42	9
IV	14	7	7	9	19	19	10	14	481	57	12% {17
III	31	24	25	21	22	22	16	19	741	177	23
II	40	21	38	17	38	38	38	37	564	187	33% {35
I	37	40	33	50	38	38	22	31	272	100	37
	27	17	22	15	27	21	16	18	3002	622	20%

Von Sexta nach Prima steigt also, wenn man 2 Klassen zusammennimmt, die Reihe der **Ab** ebenfalls, und zwar von 10 : 17 : 35.

Vergleiche ich die Zahlen von Ab, die ich 1865 gefunden habe, mit den jetzigen, so verhält sich der damalige Procentsatz zum heutigen

beim Elisabeth-Gymnasium wie 29 : 23 %,

= Friedr.-Gymnasium = 48 : 12,

= Zwinger-Gymnasium = 24 : 16,

= Heil. Geist-Gymnasium = 24 : 16,

bei der Augusta-Schule = 24 : 16,

= = Victoria-Schule = 20 : 10,

= = Mittel-Schule = 20 : 13.

Also überall **bedeutende Abnahme der Ab**, die eigentlich noch grösser ist, da im Jahre 1865 alle Myopien, die geringer waren als 1 Dioptrie, (also

8*

kleiner als der alten Zollbrille No. 36 entsprach) in leider wissenschaftlich unberechtigter Weise von mir als praktisch zu unerheblich zu den Normalsehenden gerechnet worden waren.

Im Jahre 1865 hatten alle Knaben 18.8 % Ab, jetzt 12·9 %; damals hatten alle Mädchen 14·3 % Ab, jetzt 12·8 %.

Also auch in den höheren Schulen ist erfreulicherweise die Ab-Zahl in 33 Jahren bei den Knaben um 6 %, bei den Mädchen um 1·5 % herabgegangen.

Diese Frage muss weiter verfolgt werden, indem alle Jahre oder alle 2 Jahre alle Schüler in gleicher Weise unter freiem Himmel geprüft werden.

Es wäre der grösste Triumph der Hygiene des Auges, wenn sich von Jahr zu Jahr eine weitere Abnahme der Ab constatiren liesse! Denn diese bedeutete zweifellos auch eine Abnahme der Kurzsichtigen.

Cap. X.
Die von den Schülern benützten Brillen.

Bei meinen Vorträgen hatte ich die Lehrer daran erinnert, dass man Concav- und Convexbrillen unterscheidet, und dass man in zweifelhaften Fällen dieselben schnell dadurch unterscheiden kann, dass die Concavgläser die Schrift dem gesunden Auge kleiner, die Convexgläser grösser erscheinen lassen.

.Das Laienpublicum verwechselt die Begriffe convex und concav beständig*); die Convexgläser, erhaben gekrümmt, werden von Uebersichtigen und Weitsichtigen gebraucht, die concaven, hohl geschliffenen Gläser von Kurzsichtigen. Bei den schwachen Graden kann man sich aber durch Befühlen nicht davon überzeugen, ob sie hohl oder erhaben geschliffen sind. Allein auch diese schwachen vergrössern, resp. verkleinern die Schrift. — Will man die No. genau bestimmen, so sucht man, welches Convexglas man auf eine Concavbrille legen muss, um Fensterglas zu erhalten, und bei der Convexbrille sucht man umgekehrt das entsprechende Concavglas, welches mit ihm zusammen Fensterglas giebt.

Ein reeller Optiker kratzt wohl die No. des Glases ein, so dass man sie nur abzulesen braucht; jedoch das Glas ist wie das Papier oft geduldig, und die No. braucht noch nicht richtig zu sein. Tausende von Brillen aber werden ohne Einzeichnung der No. verkauft.

Nun existirt noch immer eine grosse Verwirrung mit der Nummerirung der Brillen.

Früher, als die Zollrechnung noch bestand, fingen die schwächsten Gläser mit No. 80 an und stiegen

---

*) Es ist bekannt, dass eine vornehme Dame einmal den Professor Helmholtz, der sie zu Tisch führte, fragte, welcher Unterschied denn zwischen „concav" und „concret" sei.

ohne stetiges rationelles Intervall bis No. 2,· zur
stärksten Brille. Die erstere hatte eine Brennweite
von 80, die letztere von 2 Zoll.

Seit 25 Jahren haben aber schon die Augenärzte diese ganz irrationelle Reihe, zumal der Zoll
auch im bürgerlichen Leben nicht mehr existirt, ver-
lassen und sich den Metergläsern zugewendet, bei
denen das schwächste Glas No. 0·25 und das stärkste
Glas No. 20·0 ist. Die Reihe steigt stetig um 0·25,
so dass wir haben: 0·25, 0·5, 0·75, 1·0, 1·25, 1·5, 1·75,
0·25, 0·5, 0·75, 2·0, 2·25, u. s. f. bis 20·0.

Meterbrille No. 1 ist das Glas, welches in 1 m
seinen Brennpunkt hat, Meterglas 20·0 ist dasjenige,
das ihn in $1/_{20}$ m, d. h. in 5 cm hat. Meterbrille 1·0
nennt man auch 1 Dioptrie, d. h. ein Glas von
solcher Licht-Brechkraft, dass die Brennweite
1 m beträgt.

Sicherlich wird die alte Zollrechnung allmählich
so verschwinden, wie die alte Rechnung nach
Meilen und nach guten Groschen. Leider verkaufen
aber noch viele Händler die Brillen nach dem alten
Zollsystem. Daher eben die grosse Verwirrung im
Publicum.

Man kann übrigens leicht die alten Zollbrillen
annähernd in die neuen Meternummern übertragen,
indem man die Zollnummern durch 40 dividirt; die
Zollbrille 40 ist also Meterbrille 1, die Zollbrille 20
ist Meterbrille 2, Zoll 10 ist Meter 4, Zoll 5 ist
Meter 8, Zoll 2 ist Meter 20 u. s. f.

Die oben mitgetheilten Schwierigkeiten sind nun
Veranlassung geworden zu oft unvollständigen
Notizen über die Brillen der Schüler.

Bei allen 52159 Schulkindern zusammen wurden
818 Brillen notirt, d. h. etwa 1·5% aller Schüler
trägt Augengläser.

In den Volksschulen finden wir unter 43498
Kindern nur 383 Brillenträger = 0·9%, unter 3151
Mädchen der mittleren und höheren Töchterschulen
103 Brillenträgerinnen = 3·2%; dagegen sind unter
den 4442 Gymnasiasten 332 Brillen = 7·5% notirt.

Ohne Angabe, ob concav oder convex, fanden
sich in Volksschulen 71, (davon 18 blaue), in Mittelschulen 35 und in Gymnasien 41 Brillen. — —

Convexbrillen, die man auch mit + bezeichnet,
waren 148 in den Volksschulen, 33 in den Mittel-
und 45 in den höheren Schulen. Diese Gläser gehören
natürlich Uebersichtigen an, von denen wohl auch
viele wegen Schielens die Brille erhielten. Ueber-
sichtig nennt man bekanntlich Augen, welche in die
Ferne mit Convexgläsern besser sehen.

In den Töchterschulen hatten allerdings 13 von
den 33, in den Gymnasien 42 von den 45 Convex-
Brillen Nummern; allein man weiss oft nicht, ob es
Zoll- oder Metergläser sind; auch eine cylindrisch-
convexe Brille wurden aufgeschrieben. In den höheren
Knaben-Schulen schwankten die 42 Nummern zwischen
convex 0·5 und 6·0. Convex No. 0·5 war 1 mal,1·25
bis 2 wurde 15 mal, 2·25—3 wurde 10 mal, 3·5—4

wurde 8 mal, 4·5—4·75 wurde 3 mal, 5.0 dreimal und 6·0 einmal notirt.

Die schwachen Uebersichtigkeiten von 1—3 dominiren also mit 27 Fällen, die mittleren Grade sind selten, nur 15 Fälle; stärkere Brillen als convex 6 kamen nicht vor.

Von den 33 Convexgläsern in den Töchterschulen haben nur 13 Nummern, welche zwischen 1 und 5 schwankten und nur 3 mal über + 3 hinausgingen.

Im Jahre 1865/66 fand ich unter den 10060 Kindern 1730 Ab und unter diesen wieder 239 Uebersichtige; 2·3% aller Kinder litten also damals an diesem Fehler.

Wenn nun die jetzt mit Convexgläsern bewaffneten 226 Schüler übersichtig wären, so wäre der Procentsatz weit kleiner als früher, nämlich 0·4%

Er ist aber bestimmt viel grösser, da viele Uebersichtige leider noch ohne Brille lesen. Unter den 5246 Ab befinden sich sicher viele Uebersichtige, die durch ein richtiges Glas auch wieder zu voller Sehschärfe gelangen könnten. Sie müssten nur daraufhin vom Schularzt untersucht werden!

Selbst unter denen, die S=1 und S > 1 gezeigt, giebt es auch gewiss Uebersichtige, deren Leiden noch latent ist, denen aber auch mit einer Convexbrille ein Dienst für anhaltende Arbeit geleistet werden könnte. — — —

Wichtiger freilich für unsere Betrachtungen sind die gefundenen 445 Concavbrillen; sie werden auch als „— Brillen" bezeichnet; 1 % aller Schüler trug also solche Gläser.

In Volksschulen existirten nur 164, in Mädchen-Mittelschulen nur 35, in Gymnasien aber 246, davon nur 4 ohne Nummernbezeichnung.

In den Töchterschulen waren von den 35 Concav-brillen nur 13 nummerirt, die zwischen — 1 und — 4 schwankten und nur zweimal — 6 zeigten. — — —

Im Jahre 1865 hatte ich bei 10 060 Kindern 1004 Kurzsichtige und bei diesen 107 Concavbrillen d. h. bei 10 % der Myopen und bei 1 % aller Kinder gerade wie jetzt gefunden.

Damals existirte nur die Zollrechnung; ich habe also damals auch die Brillen, die ich alle selbst gesehen, nur nach Zollmaass notirt*).

Ich übertrage sie hier auf das moderne Metermaass. Sie schwankten zwischen concav (—) 0·75 und 6; 67 % der Brillenträger hatten ca. 1·75—3·0. 26 Brillen neutralisirten die Myopie, 41 waren schwächer, 40 stärker als der Grad der Kurzsichtigkeit. Nur 8 Brillen waren von Aerzten empfohlen worden; die anderen hatten sich die 99 Schüler (nur 2 Mädchen trugen Brillen) damals nach Gutdünken beim Optikus gekauft.

Das ist jetzt nach einem Menschenalter doch anders geworden. Gebildete Eltern lassen meist,

---

*) Vgl. meine Unters. d. Augen von 10 060 Schulkindern, Leipzig, 1867, S. 121—128.

freilich noch nicht immer, die Brillen für ihre Kinder vom Augenarzt verordnen.

Ueber die 240 Concavbrillen in den höheren Schulen muss noch besonders gesprochen werden.

Da auf Schulen selten eine Kurzsichtigkeit, die grösser als 6 ist, vorkommt, so kann man alle Gläser, die wahrscheinlich nach dem Zollsystem aufgeführt sind, daran erkennen, dass sie stärkere Nummern als 6 haben, also No. 10 muss Zollbrille sein und der modernen 4 entsprechen; denn No. 10 Meterbrille entspricht der Zollbrille — 4, die so stark ist, dass sie Kindern kaum jemals gegeben wird. No. 20 muss Zoll sein, denn 20 nach dem Metermaass ist das stärkste Glas, das überhaupt kein Auge mehr verträgt und das gar nicht verkauft wird.

Dagegen müssen Gläser, die als 1, 2, 3, 4, genannt werden, gewiss Metergläser sein. Bei No. 5 könnte man im Zweifel sein. Wo ein Decimalbruch bei einer Brille steht, kann es sich nur um ein Meterglas handeln, da die Zollgläser keine Decimalbrüche haben.

So konnte ich wohl mit recht grosser Sicherheit alle notirten Concavgläser auf Metergläser reduciren, und so seien im Folgenden die 242 nummerirten jetzt gefundenen Concavbrillen geordnet.

Im Elisabeth-Gymnasium sind 30, im Friedrich-Gymnasium 19, im Johanneum 23, im Wilhelm-Gymnasium 31, im Matthias-Gymnasium 52, im Zwinger 14, im Heiliggeist 13, in der Oberreal-

schule 19, in den beiden Realschulen 41 Concavbrillen getragen worden.

Die folgende Tabelle XXII zeigt die $^0/_0$ Zahl
der brillentragenden Schüler in den einzelnen Klassen.

Tabelle XXII.

Klasse	Friedr.	Elisabeth	Johannes	Wilhelm	Matthias	Zwinger	Heil. Geist	Ob. Real-schule	Realsch. I.	Realsch. II.
VII	—	1	1	—	—	—	—	—	—	—
VI	—	2	—	—	—	1	2	—	—	2
V	—	—	—	3	4	1	1	—	2	4
IV	—	—	2	—	1	1	—	3	5	6
III	—	6	3	3	—	2	2	4	2	4
II	19	17	9	14	25	8	16	14	1	4
I	37	31	23	29	20	17	—	26	21	22

Man sieht, wie ausserordentlich gross die Procentzahl der brillentragenden Schüler in Secunda und
Prima gegenüber allen anderen Klassen ist. Das
stimmt mit der enormen Zunahme der Myopen
überein, die ich vor 33 Jahren hier gefunden;
während in Sexta bis Tertia nur 12—31% vorkamen,
fand ich damals in den Secunden und Primen des
Elisabeth- und Magdalenen-Gymnasiums 41 und 56%
Myopen.

Die Grade der 240 Brillen in den Gymnasien
vertheilen sich in diesem Jahre so:

Tabelle XXIII.

	Concav 0·5-1	1·25-2	2·25-3	3·25-4	4·5-5	5·5-7·5	Zahl der Concav. brillen	% der Concav brillen
·n	1	4	3	1	—	1	10	4
en	2	5	1	2	—	—	10	4
en	—	1	6	3	2	2	14	6
·n	3	12	8	3	1	2	29	12
den	4	16	39	12	11	11	93	39
·n	2	25	33	11	6	7	84	35
	13	64	90	32	20	23	240	100
ll.	5%	27%	38%	13%	8%	9%	100	

Offenbar steigt also nicht nur die Zahl der Brillenträger von Klasse zu Klasse, sondern auch die Grade der Kurzsichtigkeit; denn wenn wir die Zahlen in Procente übertragen und immer auf zwei Klassen reduciren, so ergiebt sich die Procentzahl der Brillen aus folgender Tabelle XXIV.

Tabelle XXIV.

Klassen	Concav 0·5-1 %	1·25-2 %	2·25-3 %	3·25-4 %	4·5-5 %	5·5-7·5 %
Alle Sexten u. Quinten	22	14	4	10	—	4
Alle Quarten u. Tertien	23	21	16	18	15	16
AlleSecunden u. Primen	45	65	80	72	85	80
	100	100	100	100	100	100

Die stärkeren Gläser sind in den unteren Klassen
sehr selten, in den oberen sehr häufig, was der bekannten Zunahme des Myopiegrades in den hohen
Klassen entspricht. —

Sieben Mal wurden Cylinder-Brillen getragen.
Gewiss wären sie viel häufiger, wenn die Kinder
genau auf Astigmatismus geprüft würden. Dieses
Leiden beruht auf einer unregelmässigen Brechung
der Lichtstrahlen durch eine Hornhaut, die in einem
Meridian, z. B. im senkrechten, anders gekrümmt ist,
als in dem darauf senkrecht stehenden, also in diesem
Falle dem wagrechten Meridian. Gerade hier ist
dem Schularzte ein dankbares, wenn auch mühsames
Feld eröffnet; denn viele Kinder leiden nur wegen
uncorrigirtem Astigmatismus an Augenentzündung,
Sehschwäche und Kopfschmerz und können in vielen
Fällen durch richtige Cylinderbrillen völlig geheilt
werden.

Cap. XI.
Die Augenkranken (Ak) jetzt und vor 33 Jahren.

Bei jedem Schüler war schliesslich im Frage-
bogen eine Rubrik auszufüllen: Augenkrank? Ich
hoffte, dass bei den Augenkranken die Krankheit notirt werden würde. Das geschah aber in
der Mehrzahl der Fälle, bei 356 Schülern, nicht,
sondern dort war nur die Antwort „Ja" zu lesen.

In Zukunft muss gefragt werden: „Wenn augenkrank, welche Krankheit?"

Freilich wird auch dann der Lehrer nicht in allen Fällen genaue Diagnosen hören und einschreiben können. Das muss künftig auch den Schulärzten überlassen bleiben.

Im Ganzen wurden unter den 43498 Volksschülern 330 Kinder nur als augenkrank, 189 dagegen mit Nennung der Krankheit aufgeschrieben, zusammen also 519 Augenkranke, gleich 1·2% der Kinder.

Unter 3151 Mädchen aus höheren und mittleren Schulen waren nur 20 augenkrank (davon 10 ohne Bezeichnung des Leidens) = 0·6% der Kinder.

Auf den Gymnasien und den anderen höheren Schulen sind unter 4442 Schülern 51 Augenkranke, (davon 16 ohne Nennung des Leidens) aufgezeichnet = 1·1% der Schüler.

Unter allen 52159 Schülern waren also nur 590 Augenkranke = 1·1%.

Ich habe diese 590 Fälle nicht gesehen; es ist aber zweifellos, dass kein Kind als augenkrank von den Lehrern eingetragen wurde, welches gesund war. Dass Fälle von Bläschenkatarrh (Follikulosis) der Bindehaut existiren können, von denen die Betroffenen selbst nichts wissen, bestreite ich keineswegs. Denn diese Abnormität der Bindehaut habe ich schon im Jahre 1877*) in einer Dorfschule in Langenbielau,

---

*) H. Cohn, Bindehautkrankheiten unter 6000 Schul-

wo k e i n Kind über Beschwerden klagte, bei 6%
der Schüler gesehen. Diese ganz latenten Ver-
änderungen der Bindehaut haben, wie ich schon
damals zeigte, und worauf in diesem Jahre Professor
G r e e f f mit Recht von Neuem hinwies, gar keine
Bedeutung, da sie meist von selbst heilen; diese
Schwellungen der Follikel darf man durchaus
nicht mit der „ägyptischen" Augenentzündung, dem
Trachom, zusammenwerfen!

Wirkliches T r a c h o m haben wir aber glück-
licherweise in unseren Schulen und in unserer Stadt
niemals epidemisch; nur ganz sporadisch kommen
einige Fälle vor.

Auch im Jahre 1865 können Bindehaut-Katarrhe
und Folliculosen unter den Kindern mit n o r m a l e r
Sehleistung vorhanden gewesen sein; aber es wurde
auch damals nicht darauf untersucht. Daher ist der
Vergleich von heut und damals wohl zu gestatten. —
Im Uebrigen ist wohl bei der Gewissenhaftigkeit
der Lehrer kein augenkrankes Kind in der betreffenden Colonne vergessen worden.

---

kindern. Centralbl. f. Augenheilk. 1877, Maiheft. —
Ferner Lehrb. d. Hygiene. d. Auges. Wien. 1892.
S. 117—130. — Vgl. ferner meinen Aufsatz „Ueber
die häufigen und ungefährlichen Schwellungen der Binde-
hautfollikel bei Schulkindern". Berl. klin. Wochenschr.
1898. No. 25.

Vor 33 Jahren habe ich freilich alle 396 Kinder, die unter 10060 Kindern krank waren, selbst untersucht, und es ist höchst interessant, die Befunde der Jahre 1865 und 1898 zu vergleichen.

Damals 4%, jetzt 1·1% Augenkranke überhaupt; damals in den Volksschulen 4·4%, jetzt 1·2%, in den Töchterschulen damals 7·6, jetzt nur 0·6, in den Gymnasien damals 2·1, jetzt nur 1·1% Augenkranke.

Es haben sich also zweifellos die Augenleiden unter allen Schulkindern seit 33 Jahren auf **den vierten Theil** verringert, auf den Gymnasien, wo damals 2% waren, auf die Hälfte.

Ein höchst erfreuliches Ergebniss! —

Bei 224 Schülern haben die Lehrer in diesem Jahre die Krankheit genannt, und zwar

Tabelle XXV.

Krankheiten	in Volks-Schulen	in höheren Tchtsch.	in Gymnasien
Scrofulöse Augenentzünd.	44	2	1
Augenentzündung	19	3	8
Schielen	45	5	8
Catarrh	4	—	8
Lidrandentzündung. . . .	5	—	2
Aegyptische Entzündung .	1	—	2
Hornhaut-Entzündung . .	2	—	1
Zunehm. Kurzsichtigkeit .	21	—	1
Einäugigkeit	6	—	1
Sehschwäche eines Auges	11	—	1
Blindheit eines Auges . .	25	—	2
218 Schulen	173	10	35

Ausserdem sind nur in den Volksschulen noch
genannt: Thränen 2, grauer Staar 4, Stockblindheit
beider Augen 1, Netzhautentzündung 1, Flimmern 3,
Augenzwinkern 2, Verletzungen 2, Sehschwäche 1.
In den Volksschulen dominiren also unter den
genannten Krankheiten die scrofulösen Ent-
zündungen mit ihren Ausgängen, den Hornhautflecken, mit 24%; unter den 19 Fällen, die nur als
„Augenentzündung" figuriren, sind wohl ebenfalls die
meisten scrofulösen Ursprungs; dann kommt das
Schielen auch mit 24%, die Blindheit eines
Auges mit 13% und die Sehschwäche eines Auges
mit 6%.
In den höheren Töchterschulen beträgt die
Scrofulose 20%, doch dürfen wir nicht vergessen,
dass in diesen Schulen im Ganzen noch nicht 1%
augenkrank war. In den Gymnasien sind nur 3% der
Augenkranken scrofulös. In den Töchterschulen
schielen 50%, in den Gymnasien nur 24% der Ak;
Blindheit eines Auges haben nur 6% der augenkranken Gymnasiasten.
Die 22 Fälle von zunehmender Kurzsichtigkeit
gehören eigentlich gar nicht unter Ak, sondern zu
den nicht specificirten Kurzsichtigen, deren Sehleistung wohl durch Gläser zu verbessern wäre. —
Natürlich sind jene Zahlen nicht absolute Beweise
für die Abnahme der Scrofulose in den höheren
Anstalten, da wir nicht wissen, wie die Procentsätze
bei den 356 Augenkranken sind, deren Leiden nicht

notirt ist. Vermuthlich sind sie aber dort auch nicht viel anders. Auffallend und erfreulich ist jedenfalls, dass in den Volksschulen nur 1, in den Gymnasien nur 2 Fälle von „ägyptischer Augenentzündung" gesehen wurden.

Von den 519 kranken Volksschülern sind übrigens nur 189 specificirt, d. h. 36%, von den 20 Schülerinnen der höheren Töchterschulen 10, d, h. 50%, von den 51 Gymnasiasten aber 35, d. h. 68%.

Die Befunde bei den letzteren dürfte man also wohl noch eher auf alle Augenkranken übertragen, als bei den Volksschülern. —

Vor 33 Jahren, als ich die 396 augenkranken Schüler selbst untersuchte, fand ich 490 Augenkrankheiten bei ihnen.

Damals gab es 25 Fälle von „ägyptischer" Entzündung = 6·3% der kranken und 0·2 aller 10060 Kinder; diesmal nur 3 Fälle unter 50000 Kindern. Die Zahl der Hornhautflecke betrug damals 211, davon 127 in den Volksschulen, d. h. 53% der Augenkranken, jetzt nur 24%.

Die Scrofulose hat also wahrscheinlich um die Hälfte abgenommen.

Schielende sah ich damals 68, d. h. nur 17% der Augenkranken, diesmal aber sind 24% notirt worden.

Die übrigen Fälle vertheilten sich im Jahre 1865 in kleinen Procentsätzen auf Katarrhe, Staare,

Schrumpfung eines Auges u. s. w. [1]). Ich erwähne nur noch, dass ich damals 27 Fälle von unerklärter Sehschwäche fand.

Cap. XII.
Ergebnisse.

Man könnte fragen: Lohnte es sich denn, dass 615 Lehrer und 151 Lehrerinnen, also 766 Unterrichtende [2]) so viel Zeit und Mühe bei der Untersuchung von 52 159 Schulkindern aufwandten, und dass Monate für die rechnerische Durcharbeitung der Befunde geopfert wurden?

Die Antwort lautet: Ja. Denn wenn wir im Folgenden die gefundenen Thatsachen, sowie die theoretischen und praktischen Ergebnisse übersichtlich zusammenstellen, werden wir sehen, dass sie nicht nur eine Reihe bisher unbekannter Be-

---

[1]) Siehe die Einzelheiten in meinen Unters. d. Augen von 10 060 Schulkindern. S. 153—168.

[2]) Von 557 Lehrern und 119 Lehrerinnen der Volksschulen untersuchten die meisten nur eine Klasse: in den höheren Töchterschulen prüften 32 Lehrerinnen 121 Klassen, einige Vorsteherinnen derselben sogar alle ihre Schülerinnen. In den höheren Knaben-Anstalten prüften 52 Lehrer (meist die Turnlehrer und die Naturwissenschaftler) 154 Klassen.

obachtungen über die Sehleistung enthalten, sondern
den Anstoss zu neuen Fragen oculistischer, ethnographischer, physiologischer und schulhygienischer
Natur geben.

A. Die gefundenen Thatsachen.

Sie haben darum einen hohen Werth, weil sie
nicht einige Schulen, sondern 97% aller 143 öffentlichen Lehranstalten Breslaus, (von den Privat-
anstalten auch 52%), im Ganzen mehr als 50 000
Schulkinder betreffen. Daher darf man die Befunde
als für die gesammte Schuljugend Breslaus
geltend betrachten. Es sind eben Zahlen, die in
keiner Stadt der Erde bisher auch nur zum vierten
Theil erreicht worden sind.

Es hat sich Folgendes als sicher ergeben:

1) Während man bisher annahm, dass ein
normales jugendliches Auge einen Haken von bestimmter Grösse (oben S. 37 Fig. 5) nur bis 6 m sehen
könne, hat fast die Hälfte aller Schüler
46%) den Haken unter freiem Himmel
zwischen 7 und 12 m gesehen; mehr als der
dritte Theil Aller (38%) sah ihn sogar zwischen
13 und 18 m. Ueber 3% sah ihn zwischen 19 und
24 m, aber kaum 1% sah ihn weiter als 24 m; die
grösste sicher festgestellte Entfernung war 27 m.

2) Die 1—2 fache Sehleistung war häufiger bei
Mädchen als bei Knaben (55% : 39%); die 2 bis
3 fache Sehleistung aber umgekehrt häufiger bei
Knaben als bei Mädchen (56 : 40).

3) In den niederen Schulen und in den niederen Klassen ist 1—2 fache S häufiger, in den höheren Schulen und in den höheren Klassen 2—3 fache S häufiger.

4) Die Sehschärfe der gesunden Augen nimmt in der Jugend weder von Lebensjahr zu Lebensjahr noch von Lustrum zu Lustrum ab*). Auch zeigen sich in dieser Hinsicht keine Unterschiede zwischen den Geschlechtern.

5) Die durchschnittliche Sehleistung (Sd) Aller betrug 12·1 m statt 6 m, ist also doppelt so gross, als man bisher glaubte; der Unterschied bei Knaben und Mädchen ist sehr gering (12·8 : 11·5), in niederen und höheren Schulen ebenfalls sehr gering (12 : 12·9 bei Knaben, 11·4 : 12·5 bei Mädchen). Sd steigt nur sehr wenig von Jahrfünft zu Jahrfünft 12·5 : 12·8 : 12·9, auch nur wenig von Klasse zu Klasse in den höheren Schulen (10·2 : 12·6 in den Töchterschulen; 11·2 : 12·7 in den Gymnasien).

---

*) Donders und de Haan schlossen im Jahre 1862 aus allerdings nur 281 (!) Beobachtungen im Zimmer, dass die S bis zum 30. Lebensjahre fast unverändert bleibe, und zwar nur $= {}^{22}/_{20}$, dass sie bis zum 40. Jahre langsam auf ${}^{20}/_{20}$ herabgehe und bis zum 80. Jahre auf ${}^{10}/_{20}$ sinke. (Onderzoekingen naar den invloed van den leeftijd op de gezigtsscherpte. Diss. inaug. Utrecht 1862.)

6) Schlechte Sehleistungen (S < 1) hatten selbst im Freien 10% aller Kinder, sowohl Knaben als auch Mädchen.

In den niederen Schulen lasen 9%, in den mittleren 13%, in den höheren 17% nicht bis 6 m.

7) Vor 33 Jahren hatten unter 10 000 hiesigen Kindern 19% schlechte Sehleistungen, jetzt nur 10%; also hat sich die Zahl der schlechtsehenden Schulkinder (Ab) seit einem Menschenalter um die Hälfte verringert. Ob unter den Schülern, die im Freien 6 und mehr Meter weit lasen, nicht eine Anzahl im Zimmer weniger weit als 6 m sehen, bleibt dahingestellt. Diese Zahl würde allerdings den Procentsatz der Ab vergrössern. Doch kann die Zahl keine sehr grosse sein, da wir ja zeigten, dass selbst bei trübem Tageslichte noch 38% mehr als doppelte Sehleistung hatten. Aber selbst wenn wir solche Fälle schätzungsweise mit 2% annehmen, so würden immer noch die Ab von jetzt zu denen von damals sich wie 17 : 10 verhalten.

Andererseits dürfen wir aber auch nicht vergessen, dass im Jahre 1865 von mir alle Myopen die M < 1 hatten, die also Gläser — 0·25, — 0·5, — 0·75 zur Verbesserung ihrer herabgesetzten S gebraucht hätten, zu den normalsichtigen gerechnet wurden. Das war gewiss falsch. Ich that es, weil ich damals leider die Wichtigkeit dieser geringen Kurzsichtigkeitsgrade für die Lehre von der Ent-

stehung der Myopie unterschätzte. Aber hätte ich
jene Fälle vor 33 Jahren berücksichtigt, so wären
wohl viel mehr als 19 % abnorm gewesen, die Verringerung der Abnormen wäre also heut noch viel
grösser.

Das Verhältniss der Ab von damals zu jetzt beträgt in den Volksschulen 15 : 9 %, in den Mittelschulen 19 : 12, in den höheren Töchterschulen 22 : 15,
in den höheren Knabenschulen 32 : 18 %.

Diese höchst erfreuliche Erscheinung kann nur
auf eine Gesammtabnahme der kurzsichtigen
Kinder zurückgeführt werden, da die Zahl der
Augenkranken unter ihnen überaus gering, nur 1 %,
ist (siehe unten). Sie dürfte als ein schöner Beweis
der Wirksamkeit der modernen Augenhygiene be-
grüsst werden.

8) Die schlechten Sehleistungen nehmen
stetig vom 6.—18. Lebensjahre zu von 8—35 %;
sie steigen auch stetig von den niederen zu den
höheren Schulen, von den niederen zu den höheren
Klassen. Die Ursache liegt zweifellos in den vor
33 Jahren zuerst hier (vgl. Einleitung S. 1) und seit-
dem in sehr vielen Schulen des In- und Auslandes
nachgewiesenen Progression der Kurzsichtigen von
den unteren zu den oberen Schulen und Klassen.
In den höheren Klassen der höheren Anstalten wurden
auch jetzt 5—7mal so viel schlechte Sehleistungen
als in den niederen Klassen gefunden. Die Gesetze
von der Zunahme der Myopie mit der ver-

mehrten Naharbeit sind also wie früher ge-
blieben; sie müssen uns, obgleich die Gesammtzahl
der Schlechtsehenden abgenommen, doch antreiben,
durch immer grössere hygienische Bemühungen die
Zahl der Myopen noch mehr zu verringern.

9) Brillen trug 1.5% aller Schüler, in den
Volksschulen nur 0.9%, in den höheren Töchter-
schulen 3.2%, in den Gymnasien aber 7.5%. Die
Convexbrillen für Uebersichtige schwankten meist
zwischen $+1$ und $+3$, betrafen also nur schwache
Grade.

Concavbrillen wurden 445 getragen, d. h. von
1% aller Schüler, genau wie vor 33 Jahren. Die
Zahl und die Nummern der Brillen steigen von Klasse
zu Klasse, der sicherste Beweis von der Zunahme
der Kurzsichtigkeit und des Myopiegrades. Die
meisten und stärksten Concavgläser haben die Gymnasiasten und unter ihnen vorzüglich die Secundaner
und Primaner. In den Sexten sind 4%, in den
Primen aber 35% Concavbrillenträger. Die höheren
Nummern als -3.0 findet man in 28% der Primaner-
brillen, aber nur in 10% der Sextanerbrillen.

10) Die Zahl der augenkranken Kinder (Ak)
beträgt jetzt 590, d. h. nur 1.1% in höheren
wie niederen Schulen. Vor 33 Jahren waren 4%
Ak, und zwar in Volksschulen 4.4%, in Gymnasien
2.1%, somit hat sich die Zahl der Augenkranken
in einem Menschenalter hier auf den vierten
Theil verringert.

Damals waren unter 396 Ak. 53% mit scrofulösen Augenentzündungen oder ihren Folgen, den
Hornhautflecken, behaftet; so weit diesmal detaillirte
Mittheilungen vorliegen, sind es 24% der Ak. Vermuthlich hat also auch die Scrofulose seit 33 Jahren
abgenommen. Die Anzahl der Schielenden hat
aber zugenommen und zwar von 17 auf 24% der Ab.

11) Die Sehleistungen der Wilden übertreffen
nicht die unserer Kinder. Bei den Naturvölkern
haben, soweit bis jetzt Untersuchungen vorliegen,
durchschnittlich 42% S > 2, von den Breslauer Kindern
41% also fast ebenso viel. Nur in ganz wenigen ver-
einzelten Fällen kam bei Kalmücken und Afrikanern
mehr als 5fache S vor, hier höchstens 4·5 fache S.

12) Trübe Tage hindern nicht, dass 37% der
Jugend noch eine 2—3fache S zeigt.

B. Theoretische Ergebnisse.

1) Man muss fortan die Zimmer-Sehschärfe
von der wahren Sehschärfe im Freien unterscheiden. Ich schlage vor, die erstere Sz, die letztere
Sw zu nennen.

Bei den normalen 46733 Kindern war die durchschnittliche Sw im Freien 12 m, während die Sz
auf 6 m angenommen wurde. Wir müssen also für
die Sw die Nummern der Leseproben ver-
doppeln. Eine Tafel, die ganz richtig für Sz mit
6 m bezeichnet wird, muss für Sw mit 12 m, No. 10
Sz muss No. 20 Sw werden u. s. f. Will man ganz

vorsichtig verfahren, so müsste man nicht die Durch-
schnittszahl 12 statt 6 nehmen, sondern die untere
Schwelle der Sw noch 2 m niedriger verlegen, da
bei 10 m die bedeutende Steigung der Schülerzahl
beginnt (siehe Tab. II). Die No. 6 für Sz würde
demnach als No. 10 für Sw zu bezeichnen sein.

2) Da die Probetafeln und Haken von Snellen
so gezeichnet sind, dass in der über sie geschriebenen
No. gesagt ist, in wie viel Meter Entfernung ihre
Striche unter einem Winkel von 1 Minute erscheinen,
bei No. 6 also in 6 m, so erscheinen sie natürlich
in der doppelten Entfernung unter einem halb
so grossen Gesichtswinkel. Da bisher 1 Minute
als kleinster Erkennungswinkel angenommen wurde,
so muss jetzt $^1/_2$ Minute als durchschnittlich
kleinster Winkel betrachtet werden.

Nehmen wir als untere Schwelle 10 m statt 6 m,
so würde der durchschnittlich kleinste Winkel nicht
60 und nicht 30, sondern 40 Secunden betragen.

3) Freilich kann der kleinste Winkel noch viel
kleiner sein; denn 194 Kinder lasen No. 6 bis 21
bis 24 m. Diese sahen unter einem Winkel von
$^1/_4$ Minute, d. h. unter 15 Secunden.

Vereinzelte Fälle in Breslau (5 Schüler) sahen
bis 27 m, in Afrika bis 30, 36, sogar 48 m; ausnahmsweise kann also der Winkel 12, 10, selbst
8 Secunden sein.

4) Wie diese Verkleinerung des Gesichtswinkels
mit den mikroskopischen Verhältnissen der Netzhaut

in Einklang zu bringen ist, müssen neue sorgsame Messungen der Anatomen und Physiologen ergeben. Bisher nahm man bekanntlich an, dass die nur 0·001 mm Durchmesser haltenden Zapfenstäbe der Netzhaut als letzte Seheinheiten zu betrachten seien. Zwei Punkte können aber nur als 2 erkannt werden, wenn zwischen 2 beleuchteten Zapfenstäbchen ein dunkles, nicht beleuchtetes liegt.

Bei einem Gesichtswinkel von 1 Minute entsprechen nun zwei leuchtenden Punkten 2 Bildpunkte auf der Netzhaut, welche 0·004 mm auseinanderliegen*); diese Bildpunkte werden also 2 Stäbchen treffen, zwischen denen noch 2 Stäbchen dunkel bleiben, sie werden daher noch als 2 Punkte unterschieden werden.

Wird nun der Gesichtswinkel 1/2 Minute, so müssen die getroffenen Stäbchen nur 0·002 mm von einander liegen, die beiden Bildpunkte müssten also, da ein nicht beleuchtetes Stäbchen nicht zwischen ihnen liegt, in einen Punkt verschwimmen und nicht mehr differenzirt werden.

Da nun aber viele Hunderte von Kindern noch bei einem Winkel von 1/3 Minute und viele bei noch kleinerem Winkel scharf gesehen haben, so werden neue Messungen vielleicht ergeben, dass so scharf sehende Personen noch viel schmalere Sehzapfen besitzen.

---

*) Vgl. Mauthner, Vorlesungen über die optischen Fehler des Auges. Wien 1872. S. 127.

Oder die Physiologen werden nach anderen Er-
klärungen suchen müssen; denn die Thatsache,
dass sehr, sehr viele Menschen bei $^1/_2$ und bei $^1/_3$
Minute Gesichtswinkel scharf sehen, lässt sich
jetzt nicht mehr aus der Welt schaffen.

3. Praktische Ergebnisse.

1) Die 5426 Breslauer Kinder, welche die Tafel
selbst im Freien nicht bis 6 m lasen, wurden von
den Lehrern angewiesen, ärztlichen Rath einzu-
ziehen. Die armen Schüler wurden in die Polikliniken gesendet. Viele Hunderte benützten den
Wink und erhielten Rath und richtige Brillen zur
richtigen Zeit von den Augenärzten.

2) Aber auch für die Einstellung zum Militär
haben die hiesigen Untersuchungen eine wichtige
Lehre gegeben. Da fast die Hälfte aller Normalen
doppelte, ja sogar $^1/_3$ Aller dreifache Sehschärfe zeigt,
so dürfen überhaupt viel höhere Anforderungen
an das Sehen der Soldaten gestellt werden, und es
muss bei der Einstellung auch eine Classification
nach der Sehleistung stattfinden. Die Leute mit $S > 2$
dürfen nicht zu anderen Truppengattungen, sondern
nur zur Infanterie und Artillerie genommen werden,
da diese das schärfste Auge zum Schiessen.brauchen.—

Zum Schlusse dürfte es gestattet sein, für
weitere Untersuchungen folgende Aufgaben
zusammenzustellen.

1) Alle Schulen, öffentliche und Privatschulen, in den Städten und auf dem Lande*), niedere, mittlere und höhere Schulen müssen in allen civilisirten Ländern nach derselben einfachen, hier durchgeführten Methode von den Lehrern voruntersucht werden, damit die Resultate vergleichbar werden.

2) Das Täfelchen (7. Auflage, Verlag von Priebatsch in Breslau) ist international zu verwerthen.

3) Stets ist eine sonnenhelle Mittagsstunde zur Prüfung im Freien zu wählen.

4) Betreffs des Vorsagens und Vorzeigens der Mitschüler ist die grösste Vorsicht seitens der Lehrer anzuwenden.

5) Wünschenswerth wäre, dass jedes Auge besonders geprüft würde.

6) Da behauptet wurde, dass dunkeläugige Personen wegen des Pigmentreichthums ihrer Netzhaut eine bessere Sehleistung als helläugige haben, so wäre auch die Augenfarbe bei der Sehprobe zu notiren.

7) Alle Schüler, welche die Tafel nicht bis 12 m im Freien lesen, sind mit schwachen Concavgläsern und mit schwachen Convexgläsern zu prüfen; es wäre möglich, dass sie entweder schwach kurzsichtig oder

---

*) Eine Dorfschule zu Kauffung bei Langenbielau untersuchte Herr Lehrer Fiedler bereits mit meiner Tafel im September d. J. Bei 157 Kindern von 8 bis 14 Jahren war die durchschnittliche Sehleistung wie in Breslau = 12·0 m.

schwach übersichtig wären und durch Correction ihres Refractionsfehlers doch den Haken auf 12 m erkennen würden.

8) Wer bei der Vorprobe nicht bis 12 m die Haken sieht, muss dem Arzte zu genauer Diagnose übergeben werden. Dieser hat die Ursache der geringen Sehleistung zu erforschen. Er muss die Fälle in Kurzsichtige, Uebersichtige, Astigmatische und Augenkranke sondern.

9) Auch die Bindehäute hat er zu untersuchen, sowie alle Brillen, die getragen werden; er hat zu bestimmen, welche Brillen nützlich sind, und jedem Schüler die Sehleistung und die eventuelle Augenkrankheit zu bezeichnen.

10) Da diese Prüfungen alle halbe und ganzen Jahre wiederholt werden sollen, so muss ein Arzt der Schule beigegeben werden.

Seit 33 Jahren habe ich für die Einführung von **Schulärzten** gekämpft, indem ich sie zunächst für wünschenswerth erachtete, nachdem ich viele hygienische Mängel der Schulen aufgedeckt. Anfangs fand ich besonders bei den Lehrern und Behörden den grössten Widerstand. Allmählich schlossen sich meiner Ansicht*) immer mehr Aerzte an, als ich die Nothwendigkeit der Schulärzte nachwies. So nahm der Genfer internationale hygienische Congress bereits

---

*) Vgl. H. Cohn: Ueber Schrift, Druck und über-

1882 meine Thesen[1]) über die Aufgaben der Schulärzte einstimmig an. Nur Prof. v. Hippel[2]) in
Giessen opponirte.

Er meinte: „es leuchte wohl auch dem Laien
ohne weiteres ein, dass eine derartige Institution uns
zwar zu einem Heere neuer Staatsbeamten verhelfe
und eine Quelle fortwährender Frictionen zwischen
Pädagogen und Aerzten werden, aber keineswegs
den Nutzen für unsere Jugend haben würde, welchen
viele davon erwarten.‘‘

Ein besonders bemerkenswerther Satz von
v. Hippel, den ich immer gern recht niedrig hänge,
lautete: „Bildung und Kenntnisse lassen sich
nicht erwerben ohne eine gewisse Schädigung
des Körpers.‘‘ Erfreulicherweise glaubt das selbst

handnehmende Kurzsichtigkeit. Rede, gehalten auf der
Naturforscher-Versammlung in Danzig, am 16. Sept. 1880.
Tagebl. der Versammlung No. 3.

[1]) Vgl. den Bericht des intern. hygien. Congresses
zu Genf 1882; ferner meine Schrift: Ueber die Nothwendigkeit der Einführnng von Schulärzten, Leipzig, 1886.
Ferner meinen Aufsatz: Geschichte und Kritik der Schulhygiene in Breslau. Zeitschr. f. Schulgesundheitspflege. Hamburg, 1892. No. 2 u. 3. Vergl. auch meinen neuesten
Aufsatz: Die Schularztfrage in Breslau. Dieselbe Zeitschrift. 1898. November. December.

[2]) v. Hippel, Ueber den Einfluss hygienischer Maass-
regeln auf die Schulhygiene. Rectoratsrede. Giessen. 1889.

kein Laie; denn wenn das richtig wäre, müssten ja alle unsere Abiturienten Schädigungen des Körpers zeigen, ganz besonders die fleissigen, und das wird doch Niemand behaupten.

Ich habe 1890 eine Gegenschrift[1] gegen v. Hippel geschrieben, in der ich alle seine Einwände wider-legte. Aber diese Schrift war eigentlich gar nicht nöthig. Denn bei der kritiklosen Uebertreibung, die allein jener Satz enthielt, wurde v. Hippel gar nicht ernst genommen. Man ging zur Tagesordnung über ihn hinweg, und grade nach seiner Rede wurde das Verlangen de Mediciner nach Schulärzten von Jahr zu Jahr grösser. Es zweifelt jetzt weder ein Arzt noch ein Laie mehr daran, dass Schulärzte anzustellen sind; nur die Frage ihrer Competenzen wird noch discutirt. Und jetzt muss v. Hippel es erleben, dass sogar die preussische Regierung[2] Schulärzte empfiehlt, wie solche übrigens ja längst im Auslande angestellt sind.

Vergebens hatte ich mich hier in Breslau mit 57 anderen Collegen schon 1886 freiwillig und unent-

---

[1] H. Cohn: Ueber den Einfluss hygienischer Maass-regeln auf die Schulmyopie. Hamburg, Voss. 1890.

[2] Vgl. den trefflichen officiellen Bericht des Ministerialrath Dr. Schmidtmann im ärztlichen Vereins-blatt, August 1898, No. 381 und 382 und Zeitschrift für Schulgesundheitspflege, 1898. S. 567 ff.

geltlich der Stadt zu schulärztlicher Thätigkeit angeboten; wir wurden aber leider abgewiesen.

In Wiesbaden ist aber jetzt meines Erachtens der richtigste Weg eingeschlagen worden, indem man für je 1500 Kinder einen Schularzt wählte, der alle Semester einen Gesundheitsschein für jedes Kind bezüglich der Allgemein-Constitution und zahlreicher Organe auszuführen hat.

Dabei ist auch das Auge gehörig berücksichtigt.

Sehr richtig sagen die preussischen Ministerial-Commissare: „Die Erfahrung hat bewiesen, dass die Anstellung von Schulärzten einen nicht zu unterschätzenden Nutzen für die Schule und die Schüler bietet, dass sie mit den Schulzwecken wohl vereinbar und unter gleichen oder ähnlichen Verhältnissen, wie in Wiesbaden leicht praktisch durchführbar ist. Die bekannten, gegen den Schularzt erhobenen Bedenken, Bedenken, die man auch in Wiesbaden gehegt hatte, sind durch die Erfahrungen nicht bestätigt worden. Es ist daher nur zu wünschen, dass das dankenswerthe Vorgehen der städtischen Behörden in Wiesbaden zahlreiche Nachahmung finden und damit die fortschreitende Entwickelung des preussischen Schulwesens auf diesem für die Volksgesundheit so wichtigen Gebiete der Schularzteinrichtung endgültig gesichert werden möge!“

Wir wollen hoffen, dass nun endlich eine so be-

rechtigte und wohlthätige Institution im ganzen
deutschen Reiche eingeführt werden wird.

Die Schulärzte werden die oben angedeuteten
Aufgaben zu erfüllen haben. Natürlich kann man
nicht von jedem praktischen Arzte verlangen, dass
er die feinen Untersuchungen betreffs Refraction,
Astigmatismus, Augenspiegelung vollkommen be-
herrsche.

Aber wohl darf man hoffen, dass man für die
Augen-Prüfungen einige Schul-Augenärzte anstellen
wird, welche gewiss gern zur Lösung der oben angedeuteten Fragen beitragen werden.

Wenn dies allerorten geschehen, dürfen wir erwarten, dass uns eine grosse Fülle von Material über
Sehleistungen und Augenleiden zuströmen wird, so
dass wir in schulhygienischer, wissenschaftlicher,
ethnographischer Beziehung neue Aufschlüsse und
eine Geographie der Augenkrankheiten der
Jugend erhalten werden, für die uns bis jetzt noch
jede Andeutung fehlt.

Wahrlich ein hohes, der Arbeit werthes Ziel!

Nachtrag.

Private Mittheilungen des Herrn General
Bartels über die Sehleistungen bei zwei
preussischen Infanterie-Regimentern.

Im Capitel II. Seite 21 erwähnte ich bereits, dass
Se. Excellenz der Herr Kriegsminister von Gossler
meine Gesuche, ähnliche Untersuchungen bei allen
preussischen resp. deutschen Soldaten vornehmen zu
lassen, wiederholt in Folge „dienstlicher Erwägungen"
ablehnend beschied, dass ich aber privatim erfahren
habe, es hätten einige preussische Commandeure aus
eigenem Antriebe die von mir vorgeschlagenen
Prüfungen bei ihren Regimentern anbefohlen. Die
Resultate waren mir bisher aber nicht bekannt.

Während der letzte Bogen dieser Schrift gedruckt
wurde, hatte Herr Generalmajor z. D. Bartels,
welcher die Untersuchungen in seiner Brigade an-
geordnet, die besondere Gefälligkeit, die in diesem
Sommer mit meinem Täfelchen bei den Mannschaften
des Kgl. Preuss. 40. und 65. Infanterie-Regiments
von älteren Unterofficieren unter Aufsicht von Offi-
cieren gefundenen Ergebnisse mir mitzutheilen.

Ich bin dem Herrn General zu grossem Danke
verpflichtet dafür, dass er mir die Veröffentlichung
gestattet; denn es handelt sich um 1869 Befunde,
welche mit den bei den hiesigen Schulkindern auf-
genommenen gut vergleichbar sind.

Die Mehrzahl der Soldaten wurde sogar 2 mal und zwar im Frühjahr und im Herbst immer unter freiem Himmel geprüft, wobei sich nur geringe Unterschiede zeigten. Besonders rubricirt wurden die Sehleistungen der Unterofficiere und der Mannschaften aus dem Jahrgange 1896, 1897 und 1898; die Sl waren geordnet als < 6 m, dann 6, 7, 8 m u. s. f. bis 20 m. Weiter als 20 m sah kein Soldat den Haken.

Es zeigten in Procenten

Tabelle XXVI.

	198 Unteroffic.	1671 Soldaten	50000 Schulkind.
S < 1	2 %	2 %	10·5 %
S = 1	3	2	4
S = 1·1—1·5	14 ⎫ 53	19 ⎫ 62	16 ⎫ 45
S = 1·6—2	39 ⎭	43 ⎭	29 ⎭
S = 2·1—2·5	35 ⎫ 42	31 ⎫ 33	25 ⎫ 37
S = 2·6—3	7 ⎭	2 ⎭	12 ⎭
S > 3	—	< 1	3·5

Die durchschnittliche Entfernung war bei den Unterofficieren = 12·0 m, bei den Soldaten = 11·5, bei den normalen Breslauer Schulkindern = 12·1 m. Gross sind die Unterschiede also nicht.

Wiederholte Prüfungen derselben Soldaten werden ergeben müssen, ob während der Dienstzeit Aenderungen der Sehleistungen eintreten.